U0296654

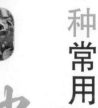

# 400种常用

# 中药 速认图鉴

张伟 白小英 ◎ 主编

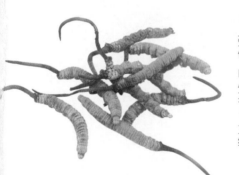

化学工业出版社

·北京·

本书精选400种常用中药，按照常用功效进行分类，每种中药都配有实物拍摄图，并详列了其歌诀、鉴别选购、性味归经、功能主治、应用、禁忌等内容，多方面解析，使读者能更好地辨识、了解与使用中药。彩色侧页眉和拼音索引的设置，更是便于读者速查使用。

本书适合广大中医初学者和爱好者使用，也可供中药生产、经营、检验、教学等从业人员参考。

**图书在版编目（CIP）数据**

400种常用中药速认图鉴 / 张伟，白小英主编. —北京：化学工业出版社，2019.2(2023.1重印)
ISBN 978-7-122-33496-1

Ⅰ. ①4… Ⅱ. ①张… ②白… Ⅲ. ①中草药-图谱
Ⅳ. ①R282-64

中国版本图书馆CIP数据核字（2018）第294553号

责任编辑：邱飞婵 满孝涵　　　统　筹：
　　　　　　　　　　　　　　　摄　影：双福 SF 文化·出品　www.shuangfu.cn
责任校对：王　静　　　装帧设计：

出版发行：化学工业出版社（北京市东城区青年湖南街13号　邮政编码 100011）
印　　装：北京瑞禾彩色印刷有限公司
880mm × 1230mm　1/64　印张7　字数247千字
2023年1月北京第1版第3次印刷

购书咨询：010-64518888　　　售后服务：010-64518899
网　　址：http://www.cip.com.cn
凡购买本书，如有缺损质量问题，本社销售中心负责调换。

定　　价：49.80元　　　　　　　　　　　　　　　　版权所有　违者必究

# 编写人员名单

**主　　编**　张　伟　白小英

**副 主 编**　张云丽　双　福

**编写人员**　（以姓氏笔画为序）

丁明介　王雪蕾　仇　鑫　双　福

白小英　宁　琪　成小培　刘　崭

齐　毅　衣晓妮　李世茂　李华华

李青青　张　伟　张　秀　张云丽

张素兰　陈　晨　林兆军　明立南

周学武　赵子萱　赵雪林　侯晓龙

侯熙良　都　昊　徐正全　梅妍娜

崔建妮　彭　利　舒大洪　楚文婷

满江霞　滕雅卓

# 前言

　　中医药是中华民族传承千年的国粹，以其取材天然、副作用少而广受大众欢迎。然而，常有患者因不识中药的色、味等性状而买到假药、劣质药，服药后病情未见明显好转。还有人因不知道使用禁忌，无意中触犯禁忌，使病情更加严重。这些都给患者造成了极大的困扰。因而，本书作为中药信息实用速查书，应运而生。

　　本书收录了 400 种常见中药，以功效进行分类，每种中药包含鉴别选购、性味归经、功能主治、应用、禁忌等内容，更加入了"歌诀"的表现形式，朗朗上口，方便记忆。为方便读者辨认、选购，每种中药都配有实物拍摄图，并附有比例尺作为参照。

　　需要注意的是，中医学博大精深，对待具体病症时还应循证、辨证，或咨询有执业医师资格的专业医师。

编者

2018 年 8 月

# 目录 contents

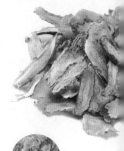

▶ **第一章 识中药，巧应用**

认识中药的四气五味 ………… 2
通用的中药炮制方法 ………… 4
常见的中药煎药方法 ………… 6

▶ **第二章 解表药**

◆ **发散风寒药**

麻黄 ………… 10
桂枝 ………… 11
紫苏叶 ………… 12
生姜 ………… 13
香薷 ………… 14
荆芥 ………… 15
防风 ………… 16
羌活 ………… 17
白芷 ………… 18
藁本 ………… 19
苍耳子 ………… 20
辛夷 ………… 21
细辛 ………… 22

◆ **发散风热药**

薄荷 ………… 23
牛蒡子 ………… 24
蝉蜕 ………… 25
淡豆豉 ………… 26
桑叶 ………… 27
菊花 ………… 28
蔓荆子 ………… 29
葛根 ………… 30
柴胡 ………… 31
升麻 ………… 32
浮萍 ………… 33
木贼 ………… 34
谷精草 ………… 35

▶ 第三章 清热药

◆ 清热泻火药

密蒙花 ·············37

石膏 ···············38

知母 ···············39

芦根 ···············40

栀子 ···············41

夏枯草 ·············42

天花粉 ·············43

淡竹叶 ·············44

寒水石 ·············45

决明子 ·············46

荷叶 ···············47

莲子心 ·············48

鸭跖草 ·············49

◆ 清热燥湿药

苦参 ···············50

白鲜皮 ·············51

黄芩 ···············52

黄连 ···············53

黄柏 ···············54

龙胆 ···············55

秦皮 ···············56

◆ 清热凉血药

水牛角 ·············57

生地黄 ·············58

玄参 ···············59

牡丹皮 ·············60

赤芍 ···············61

紫草 ···············62

◆ 清热解毒药

绵马贯众 ···········63

野菊花 ·············64

金银花 ·············65

忍冬藤 ·············66

连翘 ···············67

蒲公英 ·············68

苦地丁 ·············69

大青叶 ·············70

板蓝根 ·············71

青黛 ···············72

穿心莲 ·············73

重楼 ···············74

漏芦 ···············75

拳参 ···············76

半边莲 ……………77
土茯苓 ……………78
鱼腥草 ……………79
射干 ………………80
山豆根 ……………81
马勃 ………………82
马齿苋 ……………83
白头翁 ……………84
大血藤 ……………85
败酱草 ……………86
白花蛇舌草 ………87
熊胆 ………………88
白蔹 ………………89
山慈菇 ……………90
金荞麦 ……………91

青果 ………………92
天葵子 ……………93
鸦胆子 ……………94
藤梨根 ……………95
半枝莲 ……………96
龙葵 ………………97
木蝴蝶 ……………98
地锦草 ……………99
千里光 ……………100

◆ 清虚热药

胡黄连 ……………101
青蒿 ………………102
白薇 ………………103
地骨皮 ……………104
银柴胡 ……………105

▶ 第四章 泻下药

◆ 攻下药

芦荟 ………………107
大黄 ………………108
芒硝 ………………109
番泻叶 ……………110

◆ 润下药

郁李仁 ……………111
火麻仁 ……………112

◆ 峻下逐水药

巴豆霜 ……………113
甘遂 ………………114
京大戟 ……………115
芫花 ………………116
牵牛子 ……………117
商陆 ………………118

## ▶ 第五章 祛风湿药

### ◆ 祛风寒湿药

樟木 ……………120
木瓜 ……………121
独活 ……………122
威灵仙 …………123
蚕沙 ……………124
徐长卿 …………125
海风藤 …………126
伸筋草 …………127
川乌 ……………128
金钱白花蛇 ……129
蕲 蛇 …………130
乌梢蛇 …………131
油松节 …………132
青风藤 …………133

### ◆ 祛风湿热药

防己 ……………134
秦艽 ……………135
豨莶草 …………136
丝瓜络 …………137
络石藤 …………138
桑枝 ……………139
海桐皮 …………140

### ◆ 祛风湿强筋骨药

桑寄生 …………141
五加皮 …………142
千年健 …………143
狗脊 ……………144
雪莲花 …………145

## ▶ 第六章 化湿药

厚朴花 …………147
苍术 ……………148
厚朴 ……………149
广藿香 …………150
佩兰 ……………151
砂仁 ……………152
豆蔻 ……………153
草豆蔻 …………154
草果 ……………155

## ▶ 第七章 利水渗湿药

### ◆ 利水消肿药

赤小豆 ……………157
茯苓 ………………158
猪苓 ………………159
泽泻 ………………160
薏苡仁 ……………161
冬瓜皮 ……………162

### ◆ 利尿通淋药

通草 ………………163
车前子 ……………164
滑石 ………………165
石韦 ………………166
海金沙 ……………167

绵萆薢 ……………168
地肤子 ……………169
萹蓄 ………………170
瞿麦 ………………171
灯心草 ……………172
苘麻子 ……………173

### ◆ 利湿退黄药

金钱草 ……………174
虎杖 ………………175
地耳草 ……………176
垂盆草 ……………177
茵陈 ………………178

## ▶ 第八章 温里药

附子 ………………180
干姜 ………………181
肉桂 ………………182
吴茱萸 ……………183
荜茇 ………………184

花椒 ………………185
荜澄茄 ……………186
高良姜 ……………187
小茴香 ……………188
胡椒 ………………189

▶ 第九章 行气药

大腹皮 ·············191
陈皮 ·············192
青皮 ·············193
枳实 ·············194
枳壳 ·············195
佛手 ·············196
香橼 ·············197
木香 ·············198
香附 ·············199
乌药 ·············200
沉香 ·············201
川楝子 ·············202

荔枝核 ·············203
橘红 ·············204
薤白 ·············205
檀香 ·············206
刀豆 ·············207
柿蒂 ·············208
甘松 ·············209
九香虫 ·············210
八月札 ·············211
玫瑰花 ·············212
梅花 ·············213

▶ 第十章 消食药

六神曲 ·············215
山楂 ·············216
麦芽 ·············217

谷芽 ·············218
莱菔子 ·············219
鸡内金 ·············220

▶ 第十一章 驱虫药

鹤虱 ·············222
雷丸 ·············223
槟榔 ·············224

使君子 ·············225
苦楝皮 ·············226

▶ 第十二章 止血药

◆ 凉血止血药

侧柏叶 …………228

苎麻根 …………229

大蓟 …………230

小蓟 …………231

地榆 …………232

槐 花 …………233

白茅根 …………234

◆ 化瘀止血药

茜草 …………235

三七 …………236

花蕊石 …………237

蒲黄 …………238

◆ 收敛止血药

藕节 …………239

仙鹤草 …………240

血余炭 …………241

白及 …………242

◆ 温经止血药

炮姜 …………243

艾叶 …………244

▶ 第十三章 活血化瘀药

◆ 活血止痛药

降香 …………246

五灵脂 …………247

川芎 …………248

乳香 …………249

没药 …………250

延胡索 …………251

郁金 …………252

姜黄 …………253

◆ 活血调经药

王不留行 …………254

牛膝 …………255

丹参 …………256

泽兰 …………257

益母草 …………258

鸡血藤 …………259

桃仁 …………260

红花 …………261

月季花 …………262
凌霄花 …………263
◆活血疗伤药
儿茶 …………264
自然铜 …………265
北刘寄奴 …………266
苏木 …………267

骨碎补 …………268
◆破血消癥药
三棱 …………269
穿山甲 …………270
水蛭 …………271
莪术 …………272

▶ 第十四章 化痰止咳平喘药

◆温化寒痰药
半夏 …………274
旋覆花 …………275
芥子 …………276
天南星 …………277
白附子 …………278
白前 …………279
◆清化热痰药
礞石 …………280
黄药子 …………281
浙贝母 …………282
胆南星 …………283
胖大海 …………284
海藻 …………285

前胡 …………286
竹茹 …………287
瓜蒌 …………288
川贝母 …………289
天竺黄 …………290
瓦楞子 …………291
昆布 …………292
蛤壳 …………293
冬瓜子 …………294
罗汉果 …………295
桔梗 …………296
◆止咳平喘药
苦杏仁 …………297
桑白皮 …………298

款冬花 …………299
葶苈子 …………300
紫苏子 …………301
紫菀 …………302
百部 …………303

白果 …………304
马兜铃 …………305
枇杷叶 …………306
洋金花 …………307

## ▶ 第十五章 安神药

### ◆ 重镇安神药
琥珀 …………309
朱砂 …………310
磁石 …………311
龙骨 …………312
龙齿 …………313
### ◆ 养心安神药

酸枣仁 …………314
远志 …………315
灵芝 …………316
柏子仁 …………317
合欢皮 …………318
合欢花 …………319
首乌藤 …………320

## ▶ 第十六章 平肝息风药

### ◆ 平抑肝阳药
石决明 …………322
蒺藜 …………323
牡蛎 …………324
代赭石 …………325
珍珠母 …………326

紫贝齿 …………327
罗布麻叶 …………328
### ◆ 息风止痉药
珍珠 …………329
天麻 …………330
牛黄 …………331

全蝎 ……………332　　僵蚕 ……………335
羚羊角 …………333　　钩藤 ……………336
蜈蚣 ……………334　　地龙 ……………337

▶ 第十七章 开窍药

苏合香 …………339　　安息香 …………342
麝香 ……………340　　石菖蒲 …………343
冰片 ……………341

▶ 第十八章 补虚药

◆补气药　　　　　红景天 …………356
蜂蜜 ……………345　　刺五加 …………357
人参 ……………346　　绞股蓝 …………358
西洋参 …………347　　◆补阳药
党参 ……………348　　鹿茸片 …………359
太子参 …………349　　鹿角胶 …………360
黄芪 ……………350　　巴戟天 …………361
白术 ……………351　　肉苁蓉 …………362
山药 ……………352　　杜仲 ……………363
白扁豆 …………353　　补骨脂 …………364
甘草 ……………354　　冬虫夏草 ………365
大枣 ……………355　　蛤蚧 ……………366

菟丝子 …………… 367

沙苑子 …………… 368

锁阳 …………… 369

淫羊藿 …………… 370

海马 …………… 371

续断 …………… 372

益智仁 …………… 373

核桃仁 …………… 374

葫芦巴 …………… 375

仙茅 …………… 376

紫石英 …………… 377

楮实子 …………… 378

◆补血药

当归 …………… 379

熟地黄 …………… 380

何首乌 …………… 381

阿胶 …………… 382

白芍 …………… 383

龙眼肉 …………… 384

◆补阴药

北沙参 …………… 385

南沙参 …………… 386

麦冬 …………… 387

天冬 …………… 388

石斛 …………… 389

玉竹 …………… 390

黄精 …………… 391

百合 …………… 392

枸杞子 …………… 393

桑椹 …………… 394

墨旱莲 …………… 395

女贞子 …………… 396

龟甲 …………… 397

龟甲胶 …………… 398

鳖甲 …………… 399

鳖甲胶 …………… 400

黑芝麻 …………… 401

▶ 第十九章 收涩药

◆固表止汗药

浮小麦 …………… 403

麻黄根 …………… 404

◆敛肺涩肠药

五味子 ……………405　　　金樱子 ……………411

诃子 ………………406　　　山茱萸 ……………412

石榴皮 ……………407　　　桑螵蛸 ……………413

五倍子 ……………408　　　刺猬皮 ……………414

乌梅 ………………409　　　莲子 ………………415

◆固精缩尿止带药　　　　覆盆子 ……………416

芡实 ………………410

▶ 第二十章 涌吐药

常山 ………………418　　　胆矾 ………………419

▶ 第二十一章 攻毒杀虫止痒药

樟脑 ………………421　　　蛇床子 ……………424

硫黄 ………………422　　　土荆皮 ……………425

白矾 ………………423　　　蟾酥 ………………426

▶ 第二十二章 拔毒化腐生肌药

轻粉 ………………428　　　炉甘石 ……………429

▶ 药名拼音索引

# 第一章

## 识中药，巧应用

本章将中药常见基础知识进行介绍，方便读者了解中药，开启中医药学习大门。

◎认识中药的四气五味

◎通用的中药炮制方法

◎常见的中药煎药方法

# 认识中药的四气五味

四气五味是中药药性理论的基本内容之一。四气指药物有寒、热、温、凉四种不同的药性，又称四性；五味指药物有酸、苦、甘、辛、咸五种不同的药味。每味中药的四气五味都不同，因而有不同的治疗作用。

## ▶ 中药的四气

寒凉和温热是两种对立的药性，另外还有平性，即药性平和。

一般寒凉药多具清热、解毒、泻火、凉血、滋阴等作用，主治各种热证。温热药多具温中、散寒、助阳、补火等作用，主治各种寒证。

药物的寒、热、温、凉是与所治疾病的寒、热性质相对而言。能够减轻或消除热证的药物，一般属于寒性或凉性，如黄芩、板蓝根对于发热口渴、咽痛等热证有清热解毒作用，表明这两种药物具有寒性。反之，能够减轻或消除寒证的药物，一般属于温性或热性，如附子、干姜对于腹中冷痛、脉沉无力等寒证有温中散寒作用，表明这两种药物具有热性。

## ▶ 中药的五味

五味是医家在长期实践过程中，以脏腑经络理论为基础，用五行学说总结归纳而成的。有如下作用：酸收涩，苦燥湿，甘缓急，辛发散，咸软坚。

①**辛味。**能散能行，有发散解表、行气行血的作用。多用治外感表证及气滞血瘀等病证。

②**甘味。**能补能和缓，有滋补和中、调和药性、缓急止痛的作用。多用治正气虚弱、身体诸痛及调和药性、中毒解救等。

③**酸味。**能收能涩，有收敛固涩的作用。多用治体虚多汗、肺虚久咳、久泻久痢、遗精滑精、遗尿尿频、月经过多、白带不止等病证。

④**苦味。**能泄能燥能坚，有清泄火热、泄降气逆、通泄大便、燥湿坚阴（泻火存阴）等作用。多用治热证、火证、气逆喘咳、呕吐呃逆、大便秘结、湿热蕴结、寒湿滞留等病证。

⑤**咸味。**能下能软，有泻下通便、软坚散结的作用。多用治大便燥结、瘰疬瘿瘤、癥瘕痞块等病证；咸味多入肾经，用治肾虚证；有些咸味药走血分，用治热入营血的病证。

五味之外，还有淡味及涩味。淡味能渗能利，有渗湿、利小便的作用，多用治水肿、脚气、小便不利等病证。涩味与酸味药作用相似，有收敛固涩的作用，故常以酸味代表涩味功效，或与酸味并列来标明药性。

# 通用的中药炮制方法

药材炮制系指将药材通过净制、切制、炮炙处理，制成一定规格的饮片，以适应医疗要求及调配、制剂的需要，保证用药安全和有效。

▶ **净制**

净制即净选加工。经净制后的药材称为"净药材"。凡供切制、炮炙或调配制剂的，均应使用净药材。

▶ **切制**

切制药材时，除鲜切、干切外，须经浸润使其柔软，应少泡多润，防止有效成分流失。

▶ **炮制方法**

炮制药材的用水，应为饮用水。炮制药材除另有规定外，应符合下列有关要求。

①炒法。将药物置锅中加热不断翻动，炒至一定程度取出的炮制方法。

②炙法。将药材与液体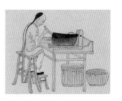辅料拌炒，使辅料逐渐渗入药材内部的炮制方法。

③煅法。将药材用猛火直接或间接煅烧，使质地松

脆，易于粉碎，充分发挥
疗效。

④煨法。将药材包裹
于湿面粉、湿纸中，放入
热火灰中加热，或用草纸与饮片隔层分放加热的
方法。

⑤煮法。用清水或液体辅料与药物共同加热
的方法，如醋煮芫花、酒煮黄芩。

⑥蒸法。利用水蒸气或隔水加热药物的方法。

⑦焯法。将药物快速放入沸水中短暂漖过，
立即取出的方法。

其他还有泡法、淬法、烘焙法、水飞法等。

**炮制的目的**

◎除去杂质和非药用部分，保证品质。

◎降低或消除药物的毒副作用，保证用药安全。

◎增强药物的作用，提高临床疗效。

◎改变药物的性能或功效，适应病情的需要。

◎改变药物的某些性状，便于贮存和制剂。

◎矫臭、矫味，以便于服用。

# 常见的中药煎药方法

使用正确的方法煎药，才能使药物发挥最大的效力。

煎药的用具，通常选用有盖砂锅或瓦罐，这类煎药用具化学性质稳定，煎时受热均匀，因而煎汁浓，质量高。煎药用具容量宜大，以利于汤药沸腾与有效成分溶出，同时煎时需加盖，以防煎煮时药液过快蒸发。不宜使用铜、铁等金属容器。

煎药前，应先将药材放入煎药用具中，以盖过药材的水浸泡 30～60 分钟，然后开火进行第一次煎煮，滤出煎液后，再加入第一次水量 1/3～1/2 的水，进行第二次煎煮。两次煎液去渣滤净混合后分 2 次服用。

煎煮的火候和时间，要根据药物性能而定。一般来讲，解表药、清热药宜武火煎煮，时间宜短，煮沸后煎 3～5 分钟即可；补益药需用文火慢煎，时间宜长，煮沸后再续煎 30～60 分钟。

某些药物因其质地不同，煎法比较特殊，处方上需加以注明，有先煎、后下、包煎、另煎、烊化、泡服、冲服、煎汤代水等不同煎煮法。

▶ **先煎**

主要指有效成分难溶于水的一些金石、矿物、介壳类药物，应打碎先煎，煮沸 20～30 分钟，再下其他药物同煎，以使有效成分充分析出。如磁石、代赭石、龙骨等。此外，附子、乌头等毒性较强的药物，宜先煎 45 ～ 60 分钟后再下他药，通过久煎来降低毒性。

### ▶ 后下

主要指某些气味芳香的药物，久煎易使其有效成分挥发而降低药效，须在其他药物煎沸 5 ～ 10 分钟后放入，如薄荷、砂仁、豆蔻等。此外，有些药物虽不属芳香药，但久煎也能破坏其有效成分，如钩藤、大黄等。

### ▶ 包煎

主要指黏性强、粉末状及带有绒毛的药物，宜先用纱布袋装好，再与其他药物同煎，以防止药液混浊或刺激咽喉引起咳嗽，及沉于锅底，加热时引起焦化或糊化。如滑石、青黛、旋覆花等。

### ▶ 另煎

另煎又称另炖，主要是指某些贵重药材，为了更好地煎出有效成分，还应单独另煎，即另炖 2 ～ 3 小时。煎液可以另服，也可与其他煎液混合服用。如人参、西洋参、羚羊角等。

### ▶ 烊化

烊化又称溶化，主要是指某些胶类药物及黏性大而易溶的药物，为避免入煎粘锅或黏附其他药物影响煎煮，可单用水或黄酒将此类药加热溶化（即烊化）后，用煎好的药液冲服，也可将此类药放入其他药物煎好的药液中加热烊化后服用。如阿胶、鹿角胶、饴糖等。

▶ **泡服**

泡服又称焗服，主要是指某些有效成分易溶于水或久煎容易破坏药效的药物，可以用少量开水或复方中其他药物滚烫的煎出液趁热浸泡，加盖闷润，减少挥发，30分钟后去渣即可服用。如藏红花、番泻叶、胖大海等。

▶ **冲服**

主要指某些贵重药，用量较轻，为防止散失，常需要研成细末制成散剂，用温开水或其他药物煎液冲服。如麝香、牛黄、珍珠等。某些药物，根据病情需要，为提高药效，也常研成末冲服。如用于止血的三七、白及、血余炭、棕榈炭，用于息风止痉的蜈蚣、全蝎、僵蚕、地龙，及用于制酸止痛的海螵蛸、瓦楞子、海蛤壳、延胡索等。某些药物容易被高温破坏药效，或有效成分难溶于水，也只能做散剂冲服，如雷丸、鹤草芽、朱砂等。此外，还有一些液体药物如竹沥汁、姜汁、藕汁、荸荠汁、鲜地黄汁等也须冲服。

▶ **煎汤代水**

主要指某些药物为了防止与其他药物同煎使煎液混浊，难于服用，宜先煎后取其上清液代水再煎煮其他药物，如灶心土等。此外，某些药物质轻用量多，体积大，吸水量大，如玉米须、丝瓜络、金钱草等，也须煎汤代水用。

# 第二章

## 解表药

凡能疏肌解表、促使发汗，用以发散表邪、解除表证的药物，称为解表药，又叫发表药。此类药物质轻升浮，辛散轻扬，能促进人体发汗或微发汗，使表邪透散于外，达到治疗表证、防止表邪内传、控制疾病传变的目的。解表药可分为以下两大类。

◎发散风寒药　　◎发散风热药

# 麻黄 *má huáng*

麻黄味辛，解表出汗，身热头痛，风寒发散。

**鉴别选购：** 以淡绿或黄绿、内心色红棕、手拉不脱节、味苦涩者为佳。

整体：细圆柱形的小段状。体轻，质脆。

表面：淡绿色或黄绿色，有细纵棱线，粗糙。

切断面：中心显红棕色，周边绿黄色。

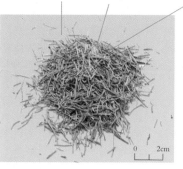

0    2cm

**混伪品：**

木贼

断面中空，周边有多数圆形的小空腔。气微，味甘淡、微涩。

**性味归经：** 辛、微苦，温。归肺、膀胱经。

**功能主治：** 发汗散寒，宣肺平喘，利水消肿。用于风寒感冒，胸闷喘咳，支气管哮喘。蜜麻黄润肺止咳。多用于表证已解，气喘咳嗽。

**应用：** 2～10克。

**禁忌：** 表虚自汗及阴虚盗汗、喘咳由于肾不纳气者应忌用。

# 桂枝  gui zhi

桂枝小梗，横行手臂，止汗舒筋，治手足痹。

**鉴别选购**：以身干、质嫩、色棕红、香气浓者为佳。

整体：类圆形、椭圆形的片或不规则形的段。

皮部：红棕色，表面有时可见点状皮孔或纵棱线。

木部：黄白色或浅黄棕色，髓部类圆形或略呈方形。

**混伪品：**

苹果枝

质硬而韧，中心有一棕褐色的圆形髓。气微，无清香气，味淡微苦。

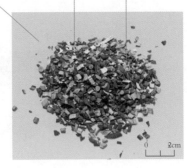

0  2cm

**性味归经**：辛、甘，温。归心、肺、膀胱经。

**功能主治**：发汗解肌，温通经脉，助阳化气，平冲降逆。用于风寒感冒，脘腹冷痛，血寒经闭，关节痹痛，痰饮，水肿，心悸，奔豚。

**应用**：3 ~ 10 克。

**禁忌**：孕妇禁用。

# 紫苏叶 zǐ sū yè

紫苏叶辛，风寒发表，梗下诸气，消除胀满。

**鉴别选购：** 以叶大、色紫、不碎、香气浓、无老枝梗者为佳。

整体：不规则的段或未切叶。多皱缩卷曲、破碎，完整者展平后呈卵圆形。边缘具圆锯齿。

表面：叶面两面紫色或上表面绿色，下表面紫色。叶柄紫色或紫绿色。

解表药——发散风寒药

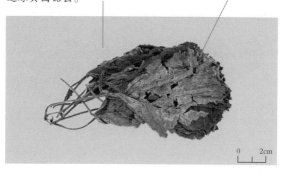

0    2cm

**性味归经：** 辛，温。归肺、脾经。

**功能主治：** 解表散寒，行气和胃。用于风寒感冒，咳嗽呕恶，妊娠呕吐，鱼蟹中毒。

**应用：** 5～10 克。

**禁忌：** 气虚、阴虚及温病患者慎服。

# 生姜 shēng jiāng

生姜性温，通畅神明，痰嗽呕吐，开胃极灵。

**鉴别选购：**以块大、粗壮、气味浓者为佳。

整体：不规则的厚片，可见指状分枝。

切面：浅黄色，内皮层环纹明显，维管束散在。

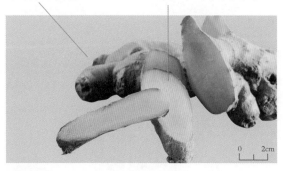

0    2cm

**性味归经：**辛，微温。归肺、脾、胃经。

**功能主治：**解表散寒，温中止呕，化痰止咳，解鱼蟹毒。用于风寒感冒，胃寒呕吐，寒痰咳嗽，鱼蟹中毒等。

**应用：**3～10克。

**禁忌：**热盛及阴虚内热者忌服。

**贮藏：**置于阴凉潮湿处，或埋入湿沙内，防冻。

13

# 香薷 xiāng rú

香薷味辛，伤暑便涩，霍乱水肿，除烦解热。

**鉴别选购：**以质嫩、穗多、香气浓者为佳。

整体：茎方柱形，茎顶有果穗，淡紫红色或灰绿色；节明显，叶多皱缩或脱落；质脆，易折断。

基部：紫红色，上部黄绿色或淡黄色，全体密被白色绒毛。

解表药——发散风寒药

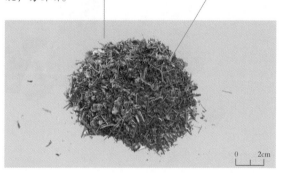

0    2cm

**性味归经：**辛，微温。归肺、脾、胃经。

**功能主治：**发汗解表，和中化湿。用于暑湿感冒，恶寒发热，头痛无汗，腹痛吐泻，水肿，小便不利。

**应用：**3～10克。

**禁忌：**表虚有汗者忌用。

# 荆芥 jīng jiè

荆芥味辛，能清头目，表汗祛风，治疮消瘰。

**鉴别选购：** 以色淡黄绿、穗长而密、香气浓者为佳。

整体：茎方柱形，叶片、花冠多脱落。淡棕色或黄绿色。体轻，质脆。

表面：紫红色或淡绿色，被短柔毛。

断面：类白色。

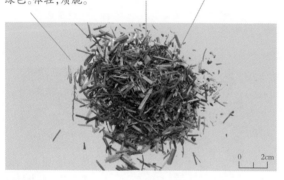

0　　　2cm

**性味归经：** 辛，微温。归肺、肝经。

**功能主治：** 祛风解表，透疹疗疮。用于感冒，头痛，麻疹，风疹，疮疡初起。

**应用：** 5～10克。

**禁忌：** 不宜久煎。

# 防风 fáng fēng

> 防风甘温，能除头晕，骨节痹痛，诸风口喋。

**鉴别选购：** 以条粗壮、断面皮部色浅棕、木部浅黄色者为佳。

整体：根头部有明显密集的环纹，习称"蚯蚓头"。体轻、质松，易折断。

表面：灰棕色，粗糙。

断面：不平坦；皮部浅棕色有裂隙；木质部浅黄色。

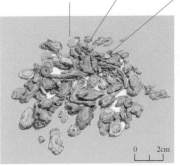

0    2cm

**混伪品：**

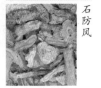

石防风

表面黄白色，纤维性强，无肉质。气香，味淡。

**性味归经：** 辛、甘，微温。归膀胱、肝、脾经。

**功能主治：** 祛风解表，胜湿，止痛，解痉。用于感冒头痛，风湿痹痛，风疹瘙痒，破伤风。

**应用：** 5～10克。

**禁忌：** 血虚发痉及阴虚火旺者慎用。

# 羌活 qiāng huó

*羌活微温，祛风除湿，身痛头痛，舒筋活络。*

**鉴别选购：**以条粗、表面棕褐色、有环纹、断面朱砂点多、香气浓者为佳。

整体：不规则类圆形厚片，体松，质脆。气香，味微苦而辛。

片面：黄色至黄棕色，有明显的菊花纹及多数裂隙，并散在黄棕色朱砂点。

混伪品：

地榆片

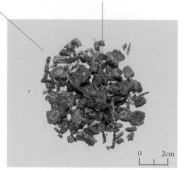

外皮深褐色，有支根痕，切面呈灰棕色，质坚硬。气微，味微苦涩。

0    2cm

**性味归经：**辛、苦，温。归膀胱、肾经。

**功能主治：**散寒，祛风，除湿，止痛。用于风寒感冒头痛，风湿痹痛，肩背酸痛。

**应用：**3～10克。

**禁忌：**阴亏血虚者慎用；阴虚头痛者慎用；血虚痹痛者忌服。

# 白芷 bái zhǐ

白芷辛温，阳明头痛，风热瘙痒，排脓通用。

**鉴别选购**：以条粗壮、皮细、体重、粉性足、香气浓郁者为佳。

整体：圆形或类圆形的厚片。质坚实。

片面：白色或灰白色，具粉性，可见方形或近圆形棕色环。

周边：皮部散布有多数棕色油点。

解表药——发散风寒药

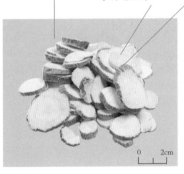

0    2cm

**混伪品：**

走马芹

根较（白芷）细瘦，圆锥形。外表棕褐色，断面色黄。

**性味归经**：辛，温。归胃、大肠、肺经。

**功能主治**：散风除湿，通窍止痛，消肿排脓。用于感冒头痛，眉棱骨痛，鼻塞，鼻渊，牙痛，带下，疮疡肿痛。

**应用**：3～10克。

**禁忌**：阴虚火旺之证不宜服用。

# 藁本 gǎo běn

藁本气温，除头巅顶，寒湿可祛，风邪可屏。

**鉴别选购：**以身干、整齐、香气浓郁者为佳。

整体：类圆形或
不规则的厚片。
粗糙，质硬。

片面：黄色或
黄白色，呈纤
维性。

周边：棕褐色
或暗棕色。

**混伪品：**

水藁本

表面灰棕色，栓皮
不易剥落。断面土
黄色，无裂隙。气
香弱，味甘而麻。

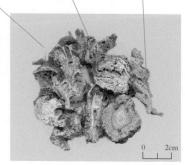

0    2cm

**性味归经：**辛，温。归膀胱经。

**功能主治：**祛风散寒，除湿止痛。用于风寒感冒，
巅顶疼痛，风湿肢节痹痛。

**应用：**3 ～ 10 克。

**禁忌：**血虚头痛者忌服。

**贮藏：**置阴凉干燥处，防潮，防蛀。

# 苍耳子 cāng ěr zǐ

苍耳子苦，疥癣细疮，驱风湿痹，瘙痒堪尝。

**鉴别选购：** 以粒大、饱满、色黄棕者为佳。

整体：纺锤形或卵圆形，有的已裂开，露出膜质种皮。质脆。

表面：黄棕色，全体无钩刺，有裂纹。

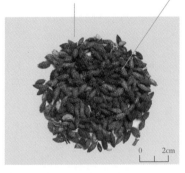

**混伪品：**

刺苍耳子

果实椭圆形，总苞刺弯钩状。质坚硬，不易切断。种子长椭圆形，气微，味淡。

0    2cm

**性味归经：** 辛、苦，温；有毒。归肺经。

**功能主治：** 散风除湿，通鼻窍。用于风寒头痛，鼻鼽，鼻渊流涕，风疹瘙痒，湿痹拘挛。

**应用：** 3～10克。

**禁忌：** 血虚之头痛、痹痛者忌服。

**贮藏：** 置干燥处。

# 辛夷 xīn yí

> 辛夷味辛，鼻塞流涕，香臭不闻，通窍之剂。

**鉴别选购：**以花蕾未开放、身干、色绿无枝梗者为佳。

整体：长卵形，苞片 2～3 层，每层 2 片，两层苞片间有小鳞牙，似毛笔头。体轻，质脆。

表面：外表面密被灰白色或灰绿色茸毛，内表面类棕色，无毛。

**混伪品：**

黄心夜合花蕾

苞外表面密被灰褐色或棕色短茸毛。气芳香，味微苦，有麻舌感。

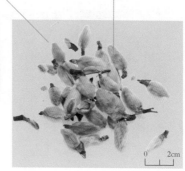

0          2cm

**性味归经：**辛，温。归肺、胃经。

**功能主治：**散风寒，通鼻窍。用于风寒头痛，鼻塞，鼻渊，鼻鼽，鼻流浊涕。

**应用：**3～10 克。包煎。外用适量。

**禁忌：**阴虚火旺者忌服。

# 细辛 xì xīn

细辛辛温，少阴头痛，利窍通关，风湿皆用。

**鉴别选购**: 以身干、根多、色灰黄、叶色绿、香气浓、味辛辣而麻舌者为佳。

整体：呈段状、丝状，根及根茎、叶、花、果混合。果实半球形。

表面：灰棕色，粗糙，有环形的节。

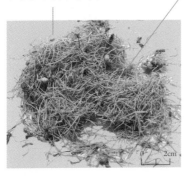

2cm

混伪品：

丝穗金粟兰

茎圆柱形，无毛，表面浅棕色。气香，味苦、辛，有毒。

**性味归经**: 辛，温。归心、肺、肾经。

**功能主治**: 祛风散寒，通窍止痛，温肺化饮。用于风寒感冒，头痛，牙痛，鼻鼽，鼻塞流涕，鼻渊，风湿痹痛，痰饮喘咳。

**应用**: 1～3克，散剂每次服 0.5～1 克。外用适量。

**禁忌**: 不宜与藜芦同用。

# 薄荷 bò he

薄荷味辛，最清头目，祛风化痰，骨蒸宜服。

**鉴别选购：** 以身干、无根、叶多、色深绿、气味浓者为佳。

整体：茎、叶、花混合。茎方柱状；叶皱缩破碎，深绿色或灰绿色。有特殊清凉香气，味辛凉。质脆。

表面：紫棕色或淡绿色，棱角处被茸毛。

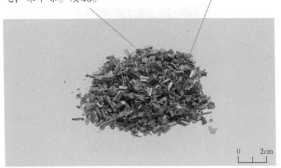

0    2cm

**性味归经：** 辛，凉。归肺、肝经。

**功能主治：** 宣散风热，清利头目，透疹。用于风热感冒，温病初起，目赤，喉痹，口疮，风疹，麻疹，胸胁胀闷。

**应用：** 3～6克。入煎剂宜后下。

**禁忌：** 孕妇慎服。

# 牛蒡子 niú bàng zǐ

牛蒡子辛，能除疮毒，瘾疹风热，咽痛可逐。

**鉴别选购：** 以粒大、饱满、色灰褐、无嫩子及杂质者为佳。

整体：长倒卵形，略扁，微弯曲，顶端钝圆，稍宽。无臭，味苦后微辛而稍麻舌。

表面：灰褐色，带紫黑色斑点，有数条纵棱。

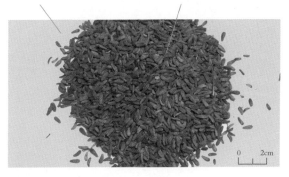

0　　2cm

**性味归经：** 辛、苦，寒。归肺、胃经。

**功能主治：** 疏散风热，宣肺透疹，解毒利咽。用于风热感冒，咳嗽痰多，麻疹，风疹，咽喉肿痛，痄腮，丹毒，痈肿疮毒。

**应用：** 6～12克。

**禁忌：** 气虚便溏者慎用。

24

# 蝉 蜕 chán tuì

*蝉蜕甘寒，消风定惊，杀疳除热，退翳侵睛。*

**鉴别选购：** 以色黄、体轻、完整、无泥沙者为佳。

整体：形似蝉，多破碎。  表面：黄棕色，半透
体轻，中空，易碎。    明，有光泽。

**混伪品：**

蟋蟀壳

个头比真品小，
表面灰棕色，微
有光泽。

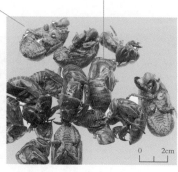

0    2cm

解表药——发散风热药

**性味归经：** 甘，寒。归肺、肝经。

**功能主治：** 散风除热，利咽，透疹，退翳，解痉。
用于风热感冒，咽痛，音哑；麻疹不透，风疹瘙痒；
目赤翳障；惊风抽搐，破伤风。

**应用：** 3～6克。

**禁忌：** 孕妇慎服。

**贮藏：** 置干燥处，防压。

# 淡豆豉 dàn dòu chǐ

淡豆豉寒，能除懊憹，伤寒头痛，兼理瘴气。

**鉴别选购：** 以色黑、质柔软、气香、无糟粒者为佳。

整体：呈椭圆形，略扁，长 0.6 ~ 1 厘米，直径 0.5 ~ 0.7 厘米。质柔软。

表面：黑色，皱缩不平。

断面：棕黑色。

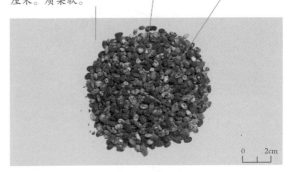

0　　2cm

**性味归经：** 苦、辛，凉。归肺、胃经。

**功能主治：** 解表，除烦，宣发郁热。用于感冒，寒热头痛，烦躁胸闷，虚烦不眠。

**应用：** 6 ~ 12 克。

**禁忌：** 胃虚易呕者慎服。

**贮藏：** 置通风干燥处，防蛀。

# 桑叶 sāng yè

桑叶苦寒，风热疏散，清肺润燥，明目清肝。

**鉴别选购：** 以叶片完整、大而厚、色黄绿者为佳。

整体：不规则的片
状，黄绿色或浅黄
棕色。质脆。

表面：上表面有小疣状突起，
下表面叶脉凸起，小脉交织
成网状，脉上被疏毛。

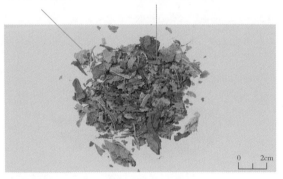

0    2cm

**性味归经：** 甘、苦，寒。归肺、肝经。

**功能主治：** 疏散风热，清肺润燥，清肝明目。用于
风热感冒，肺热燥咳，头晕头痛，目赤昏花。

**应用：** 5～10克。

**禁忌：** 不可服用过量。

**贮藏：** 置干燥处。

# 菊花 <small>jú huā</small>

菊花味甘，除热祛风，头晕目赤，收泪殊功。

**鉴别选购：** 以花朵完整、颜色鲜艳、气清香、无杂质者为佳。

整体：呈倒圆锥形、碟形、扁球形或不规则的球形，白色、类白色或黄色，花瓣紧密或松散。体轻，质柔润，有的松软。

苞片：卵形或长椭圆形，中部棕黄色或黄绿色。

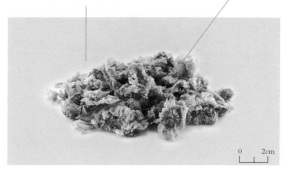

0    2cm

**性味归经：** 甘、苦，微寒。归肺、肝经。

**功能主治：** 疏散风热，平肝明目，清热解毒。用于风热感冒，头痛眩晕，目赤肿痛，眼目昏花，疮痈肿毒。

**应用：** 5 ～ 10 克。

**禁忌：** 气虚胃寒、食少泄泻者慎服。

# 蔓荆子 màn jīng zǐ

蔓荆子苦，头痛能医，拘挛湿痹，泪眼可除。

**鉴别选购：**以粒大、饱满、充实、无杂质者为佳。

整体：呈球形。体轻，质坚韧，不易破碎。

表面：灰黑色或黑褐色，被灰白色粉霜状茸毛，顶端微凹。

混伪品：

倒地铃

种皮棕黑色，表面有几条不规则的隆起纹理。无特异清香，有坚果味道。

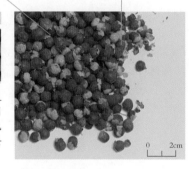

0    2cm

**性味归经：**辛、苦，微寒。归膀胱、肝、胃经。

**功能主治：**疏散风热，清利头目。用于风热感冒头痛，齿龈肿痛，目赤多泪，目暗不明，头晕目眩。

**应用：**5～10克；用时捣碎。

**禁忌：**血虚有火、头痛目眩及胃虚者慎服。

# 葛根 gě gēn

> 葛根味甘，祛风发散，温疟往来，止渴解酒。

**鉴别选购：** 以块大、质坚实、色白、粉性足、纤维性强者为佳。

整体：小方块或纵切或斜切的厚片。体重，质韧。

切面：黄白色或淡棕色，粗糙，纤维性强，富粉性。

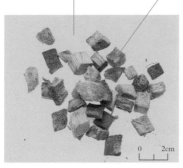

0    2cm

**混伪品：**

云南葛藤

形状为横切或斜切的块片，外皮灰褐色，粗糙似毛状。味苦。

**性味归经：** 甘、辛，凉。归脾、胃、肺经。

**功能主治：** 解肌退热，生津，透疹，升阳止泻，通经活络，解毒酒。用于外感发热头痛，项背强痛，口渴，消渴，麻疹不透，热痢，泄泻，眩晕头痛，中风偏瘫，胸痹心痛，酒毒伤中。

**应用：** 10 ～ 15 克。

**禁忌：** 体寒湿重者慎服。

# 柴胡 chái hú

柴胡味苦，能泻肝火，寒热往来，疟疾均可。

**鉴别选购：**以根粗长、无茎苗、须根少者为佳。

整体：类圆形或不规则的厚片。质硬。

片面：显黄白色，纤维性，周边灰棕色或黑褐色，有纵皱纹及支根痕。

**混伪品：**

瞿麦

根棕色，具有不规则的纵沟纹和点状皮孔。断面凹凸不平，中空，味淡。

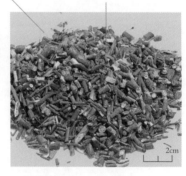

2cm

解表药——发散风热药

**性味归经：**辛、苦，微寒。归肝、胆、肺经。

**功能主治：**疏散退热，疏肝解郁，升举阳气。用于感冒发热，寒热往来；胸胁胀痛，月经不调；子宫脱垂，脱肛等。

**应用：**3～10克。

**禁忌：**阴虚阳亢、肝风内动、阴虚火旺及气机上逆者忌用或慎用。

# 升麻 shēng má

> 升麻性寒，清胃解毒，升提下陷，牙痛可逐。

**鉴别选购**：以个大、质坚、外皮黑褐色、断面黄绿色、无须根者为佳。

整体：类圆形或不规则的薄片，体轻质脆。皮部很薄，中心有放射状网状条纹，髓部有空洞。

片面：黄绿色或淡黄白色，有裂隙，纤维性。

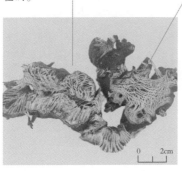

0    2cm

**混伪品：**

白升麻

多干缩，绿色或褐绿色，略见光泽。具横生根茎。气微，味稍苦辛。

**性味归经**：辛、微甘、微寒。归肺、脾、胃、大肠经。

**功能主治**：发表透疹，清热解毒，升举阳气。用于风热头痛，齿痛，口疮，咽喉肿痛；麻疹不透，阳毒发斑；脱肛，子宫脱垂。

**应用**：3～10克。

**禁忌**：阴虚阳浮、喘满气逆者忌服。

# 浮萍 fú píng

*浮萍辛寒，解表发汗，利水退肿，透发疹斑。*

**鉴别选购：**以身干、叶状体上绿下紫、无泥沙杂质者为佳。

整体：卵形或卵圆形的扁平叶状体。长 0.2～0.5 厘米。体轻，手捻易碎。

表面：上表面淡绿色至灰绿色，偏侧有一小凹陷，边缘整齐或微卷曲。下表面紫绿色至紫棕色，着有数条须根。

**混伪品：**

大藻叶

先端截形或圆形，被棕色黑色长毛，叶片两面均为灰绿色或黄绿色，口尝味咸。

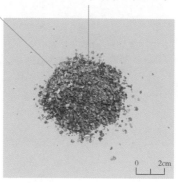

0    2cm

解表药——发散风热药

**性味归经：**辛，寒。归肺、膀胱经。

**功能主治：**宣散风热，透疹，利尿。用于风热感冒，麻疹不透，风疹瘙痒，水肿尿少。

**应用：**3～9 克。外用适量，煎汤浸洗。

**禁忌：**风寒外感者忌用。

# 木贼 mù zéi

木贼味甘，益肝退翳，能止月经，更消积聚。

**鉴别选购：** 以茎粗长、色绿、不脱节者为佳。

整体：管状带节的小段。
节明显，上着生筒状鳞
片。体轻，质脆。

表面：灰绿色或黄绿色，
棱上有多数小光亮的疣
状突起。

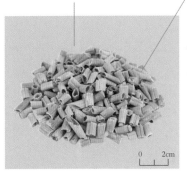

0    2cm

混伪品：

笔
管
草

茎呈圆管状，表
面灰绿色，断面
边缘有小空腔，
排列成环。口嚼
之有砂石感。

**性味归经：** 甘、苦，平。归肺、肝经。

**功能主治：** 散风热，退目翳。用于风热目赤，迎风
流泪，目生云翳。

**应用：** 3～9克。

**禁忌：** 气血虚者慎服。

**贮藏：** 置于干燥处。

# 谷精草 gǔ jīng cǎo

谷精草辛，牙齿风痛，口疮咽痹，眼翳通用。

**鉴别选购：** 以珠大而紧、色灰白、花茎短、色淡黄者为佳。

整体：头状花序半球形，底部苞片层层紧密排列，苞片淡黄绿色，有光泽，顶部灰白色。

混伪品：
谷精珠

一般无花茎；花序较大，被白粉，质地坚实。

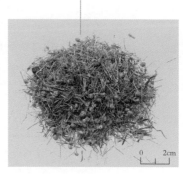

0    2cm

解表药——发散风热药

**性味归经：** 辛、甘，平。归肝、肺经。

**功能主治：** 疏散风热，明目退翳。用于风热目赤，肿痛羞明，眼生翳膜，风热头痛。

**应用：** 5～10克。

**禁忌：** 阴虚血亏之眼疾者不宜服用。

**贮藏：** 置通风干燥处。

# 第三章

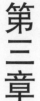

## 清热药

　　凡药性寒凉，以清解里热为主要作用的药物，称为清热药。清热药药性大多寒凉，少数平而偏凉，味多苦，或甘，或辛，或咸。清热药可分为以下五大类别。

◎清热泻火药　◎清热解毒药
◎清热燥湿药　◎清虚热药
◎清热凉血药

# 密蒙花 mì méng huā

**鉴别选购**：以花蕾密集、色灰黄、有茸毛、质柔软者为佳。

**整体**：呈不规则圆锥状，花蕾呈短棒状，上端略大；花萼钟状；花冠筒状。

**表面**：灰黄色或棕黄色，密被茸毛。

**混伪品**：

结香

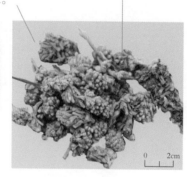

花序顶生或侧生，被灰白色长硬毛；花芳香，无梗。

0    2cm

清热药——清热泻火药

**性味归经**：甘，微寒。归肝经。

**功能主治**：清热泻火，养肝明目，退翳。用于目赤肿痛，多泪羞明，目生翳膜，肝虚目暗，视物昏花。

**应用**：3～9克。

**禁忌**：目疾属阳虚内寒者慎服。

**贮藏**：置通风干燥处，防潮。

# 石膏 shí gāo

石膏大寒，能泻胃火，发渴头痛，解肌立妥。

**鉴别选购：** 以色白、半透明、纵断面如丝者为佳。

清热药——清热泻火药

整体：纤维状的集合体，呈长块状、板块状或不规则块状。白色、灰白色或淡黄色，有的半透明。体重，质软。

纵断面：具绢丝样光泽。

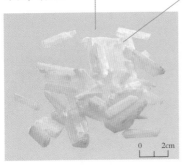

0　2cm

混伪品：

块状结晶集合体

呈棱柱状结晶体，呈块状或不规则状，透明或半透明。

**性味归经：** 甘、辛，大寒。归肺、胃经。

**功能主治：** 生用：清热泻火，除烦止渴。煅用：收湿，生肌，敛疮，止血。用于外感热病、高热烦渴、肺热喘咳、胃火亢盛，头痛、牙痛等。

**应用：** 15～60克，内服宜生用，入汤剂宜打碎先煎。外用须经火煅研末。

**禁忌：** 脾胃虚寒及阴虚内热者忌服。

# 知母 zhī mǔ

知母味苦，热渴能除，骨蒸有汗，痰咳皆舒。

**鉴别选购：**以条肥大、质硬、断面黄白者为佳。

整体：顶端有残留的浅黄色叶痕 及茎痕，习称"金包头"。气微， 味微甜、略苦，嚼之带黏性。

断面：黄白色。

清热药——清热泻火药

**混伪品：**

鸢尾

根茎呈不规则结 节状，扁长条形 或扁块状。气微， 味微苦。

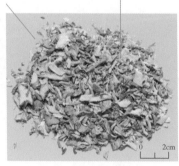

0    2cm

**性味归经：**苦，甘，寒。归肺、胃、肾经。

**功能主治：**清热泻火，滋阴润燥。用于外感热病， 高热烦渴；肺热燥咳，骨蒸潮热；内热消渴，肠燥 便秘。

**应用：**6～12克。

**禁忌：**脾虚便溏者不宜服用。

**贮藏：**置通风干燥处，防潮。

# 芦根 lú gēn

芦根甘寒，清热生津，烦渴呕吐，肺痈尿频。

**鉴别选购：** 以条粗、色黄白、有光泽者为佳。

整体：扁圆柱形段。　　表面：黄白色，节间有纵皱纹。　　切面：中空，有小孔排列成环。

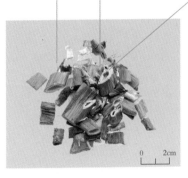

0　　2cm

**混伪品：**

菰

断面周壁较薄，无环状小孔，外皮不易剥离；闻之亦气弱。

**性味归经：** 甘，寒。归肺、胃经。

**功能主治：** 清热泻火，生津止渴，除烦，止呕，利尿。用于热病烦渴，肺热咳嗽，肺痈吐脓，胃热呕哕，热淋涩痛。

**应用：** 15～30克。鲜品用量加倍，或捣汁用。

**禁忌：** 脾胃虚寒者慎服。

**贮藏：** 干芦根置于干燥处，鲜芦根置于湿沙中。

# 栀子 zhī zǐ

栀子性寒，解郁除烦。吐衄胃热，火降小便。

**鉴别选购**：表皮光亮、圆润，表皮上的筋叶片越短越好，不宜挑选颜色过深和表面出现发霉迹象的。

整体：不规则的碎块。气微，味微酸而苦。种子多数，偏卵圆形，深红色或红黄色。

表面：红黄色或棕红色，有的可见翅状纵横。

混伪品：

水栀子

较真品长大，表面隆起的纵棱较高，棕红色。

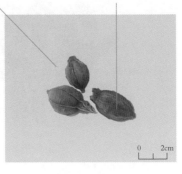

0    2cm

**性味归经**：苦，寒。归心、肺、三焦经。

**功能主治**：泻火除烦，清热利湿，凉血解毒；外用消肿止痛。用于热病心烦，湿热黄疸，淋证涩痛，血热吐衄，目赤肿痛，火毒疮疡；外治扭挫伤痛。

**应用**：6～10克。外用生品适量，研末调敷。

**禁忌**：吐血衄血、非阳火暴发者忌服。

41

# 夏枯草 xià kū cǎo

夏枯草苦，瘰疬瘿瘤，破癥散结，湿痹能瘳。

**鉴别选购：** 以色紫褐、穗大者为佳。

整体：棒状，略扁，直径0.8～1.5厘米，淡棕色至棕红色。

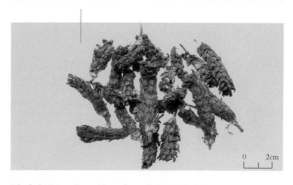

0    2cm

**性味归经：** 辛、苦，寒。归肝、胆经。

**功能主治：** 清肝泻火，明目，散结消肿。用于目赤肿痛，目珠夜痛，头痛眩晕；瘰疬，瘿瘤；乳痈，乳癖，乳房胀痛。

**应用：** 9～15克。

**禁忌：** 脾胃虚弱者慎服。

**贮藏：** 置干燥处。

# 天花粉 tiān huā fěn

天花粉寒，止渴祛烦，排脓消毒，善除热痈。

**鉴别选购：** 以色白、粉性足、肥满、质坚细腻者为佳。

整体：类圆形、半圆形或不规则形的厚片。

表面：外表皮黄白色或淡棕黄色。

切面：可见黄色木质部小孔，略呈放射状排列。

混伪品：

木薯

多呈斜片状，切断面乳白色，粉性，近边缘处有环纹。

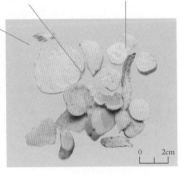

0    2cm

清热药——清热泻火药

**性味归经：** 甘、微苦，微寒。归肺、胃经。

**功能主治：** 清热泻火，生津止渴，消肿排脓。用于热病烦渴，肺热燥咳，内热消渴，疮疡肿毒。

**应用：** 10 ～ 15 克。

**禁忌：** 孕妇慎用；不宜与川乌、制川乌、草乌、制草乌、附子同用。

**贮藏：** 置干燥处，防蛀。

# 淡竹叶 *dàn zhú yè*

竹叶甘淡性之寒，功在清热兼除烦，
多走心经胃小肠，故能利尿治口疮。

**鉴别选购：** 以叶多、长大、质软、色青绿者为佳。

整体：茎圆柱形，有
节，淡黄绿色，叶鞘
开裂。

叶片披针形，叶脉平行，形
成长方形小网格脉。

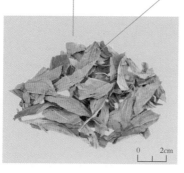

0    2cm

混伪品：

芦苇叶

上有毛或有细毛。
叶片长线形或长
披针形。

**性味归经：** 甘、淡，寒。归心、胃、小肠经。

**功能主治：** 清热泻火，除烦止渴，利尿通淋。用于
热病烦渴，小便短赤涩痛，口舌生疮。

**应用：** 6～10 克。

**禁忌：** 孕妇、肾亏尿频者忌服。

**贮藏：** 置干燥处。

# 寒水石 hán shuǐ shí

寒水石咸，能清大热，兼利小便，又能凉血。

**鉴别选购：** 方解石以色白、透明、有如寒水状之光泽、击碎后呈方形具棱角者为佳。红石膏以肉红色、纯净薄片状、细丝状、有光泽者为佳。

整体：规则的块状结晶，呈斜方柱形，有完全的解理。

表面：白色或黄白色，光滑，有玻璃样光泽。

断面：平坦，用小刀可以刻划。

清热药——清热泻火药

混伪品：

紫石英

为不规则的块状，呈紫色或浅绿色，表面常有裂纹。

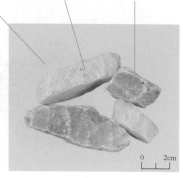

0    2cm

**性味归经：** 辛、咸，寒。归胃、肾经。

**功能主治：** 清热降火，除烦止渴。用于时行热病，积热烦渴，吐泻，水肿，尿闭，齿衄，丹毒，烫伤。

**应用：** 9～15克。

**禁忌：** 脾胃虚寒者慎用。

# 决明子 jué míng zǐ

决明子甘，能祛肝热，目痛收泪，仍止鼻血。

**鉴别选购：** 外观为马蹄形小颗粒，以颗粒均匀、饱满、色绿棕者为佳。

整体：略呈菱方形或短圆柱形，两端平行倾斜。质坚硬，不易破碎。气微，味微苦。

表面：绿棕色或暗棕色，平滑有光泽。一端较平坦，另端斜尖，背腹面各有1条凸起的棱线。

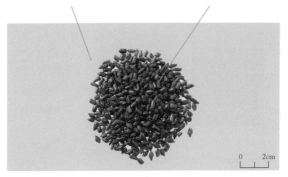

0    2cm

**性味归经：** 甘、苦、咸，微寒。归肝、大肠经。

**功能主治：** 清热明目，润肠通便。用于目赤涩痛，羞明多泪，目暗不明，头痛眩晕，大便秘结。

**应用：** 9～15克。

**禁忌：** 气虚便溏者不宜服用。

# 荷叶 hé yè

荷叶苦平，暑热能除，升清治泻，止血散瘀。

**鉴别选购：** 以身干、色绿、气清香、无杂质者为佳。

整体：呈不规则的丝状。质脆，易破碎。稍有清香气，味微苦。

表面：上表面深绿色或黄绿色，较粗糙，下表面淡灰棕色，较光滑，叶脉明显突起。

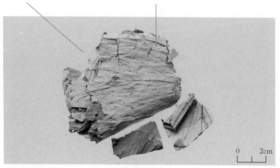

0    2cm

**性味归经：** 苦，平。归肝、脾、胃经。

**功能主治：** 清暑化湿，升发清阳，凉血止血。用于暑热烦渴，暑湿泄泻，脾虚泄泻，血热吐衄，便血崩漏。荷叶炭收涩化瘀止血，用于出血证和产后血晕。

**应用：** 3～10克；荷叶炭3～6克。

**禁忌：** 体瘦气血虚弱者慎服。

**贮藏：** 置通风干燥处，防蛀。

# 莲子心 lián zǐ xīn

莲子心苦寒入心，谵语神昏热犯心，
惊悸怔忡烦失眠，吐衄血梦遗滑精。

**鉴别选购：** 以身干、色黄绿、无杂质者为佳。

整体：略呈棒状，幼叶绿色，卷成箭形，先端向下反折，幼叶间可见细小胚芽。胚根圆柱形，长约 0.3 厘米，黄白色。质脆，易折断。

断面：有数个小孔。

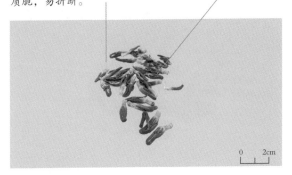

0    2cm

**性味归经：** 苦，寒。归心、肾经。

**功能主治：** 清心安神，交通心肾，涩精止血。用于热入心包，神昏谵语，心肾不交，失眠遗精，血热吐血。

**应用：** 2～5 克。

**禁忌：** 便溏者慎用。

# 鸭跖草 yā zhí cǎo

鸭跖肺胃小肠，清热泻火名响，
利水通淋消肿，解毒治痈疗疮。

**鉴别选购：**以身干、色绿、无根、无杂质者为佳。

整体：呈段状，茎、叶、花混合。茎有纵棱，节稍膨大，质柔软；叶多皱缩破碎，完整叶片展开后呈卵状披针形；花瓣皱缩，蓝色。

切断面：中心有髓。

基部：下延成膜质叶鞘，抱茎，叶脉平行。

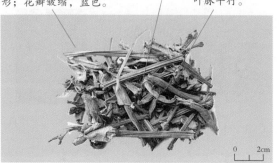

0    2cm

**性味归经：**甘、淡，寒。归肺、胃、小肠经。

**功能主治：**清热解毒，利水消肿。用于风热感冒，高热不退，咽喉肿痛，水肿尿少，热淋涩痛，痈肿疔毒。

**应用：**15～30克。外用适量。

**禁忌：**脾虚泄泻者忌服。

49

# 苦参 kǔ shēn

苦参味苦，痈肿疮疥，下血肠风，眉脱赤癞。

**鉴别选购：**以条匀、断面黄白者为佳。

整体：圆形或类圆形的厚片。

片面：黄白色，具放射状纹理及裂隙，有的可见同心性环纹。

周边：灰棕色或棕黄色。

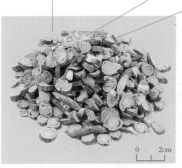

0    2cm

混伪品：

古羊藤

横切面皮部棕色，木部淡黄色。

**性味归经：**苦，寒。归心、肝、胃、大肠、膀胱经。

**功能主治：**清热燥湿，杀虫止痒，利尿。用于热痢，便血，黄疸尿闭，赤白带下，阴肿阴痒；湿疹，湿疮，皮肤瘙痒，疥癣麻风；外治滴虫性阴道炎。

**应用：**5～9克。外用适量，煎汤洗患处。

**禁忌：**不宜与藜芦同用。

# 白鲜皮 bái xiān pí

白鲜皮寒，疥癣疮毒，痹痛发黄，湿热可逐。

**鉴别选购：** 以卷筒状、无木心、皮厚、块大者为佳。

整体：呈卷筒状的厚片，质脆。有羊膻气。

表面：外表面灰白色或淡灰黄色，具细纵纹及细根痕；有突起的颗粒状小点；内表面类白色，有细纵纹。

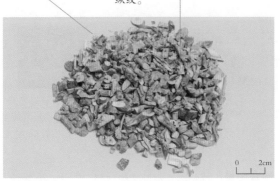

0    2cm

清热药——清热燥湿药

**性味归经：** 苦，寒。归脾、胃、膀胱经。

**功能主治：** 清热燥湿，祛风解毒。用于湿热疮毒，黄水淋漓，湿疹，风疹，疥癣疮癞；风湿热痹，黄疸尿赤。

**应用：** 5～10克。外用适量，煎汤洗或研粉敷。

**禁忌：** 虚寒证忌服。

# 黄芩 _huáng qín_

黄芩苦寒，枯泻肺火，子清大肠，湿热皆可。

**鉴别选购：**以条长、质坚实、色黄者为佳。

整体：类圆形或不规则形薄片，外表皮黄棕色至棕褐色。质硬而脆。

切面：黄棕色或黄绿色，具放射状纹理。中间有红棕色的圆心。

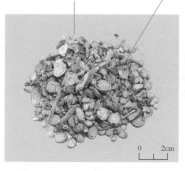

0    2cm

混伪品：

甘肃黄芩

表面可见棕褐色厚粗皮，断面多不规则裂隙或呈层片状。

清热药——清热燥湿药

**性味归经：**苦，寒。归肺、胆、脾、大肠、小肠经。

**功能主治：**清热燥湿，泻火解毒，止血，安胎。用于湿温、暑湿，胸闷呕恶，湿热痞满，泻痢，黄疸；肺热咳嗽，高热烦渴；痈肿疮毒；胎动不安等。

**应用：**3～10克。

**禁忌：**脾肺虚热者忌服。

# 黄连 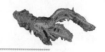 huáng lián

黄连味苦，泻心除痞，清热明眸，厚肠止泻。

**鉴别选购：**以条粗壮、质坚实、连珠形、无残茎毛须者为佳。

整体：不规则的薄片或粗粒。质硬。

片面：红黄色或黄色，可见放射状纹理，周边暗黄色或黄褐色。

**混伪品：**

定木香

表面黄棕色至棕色，有纵直皱纹。根茎肉质，易折断，断面黄棕色。

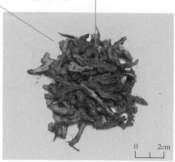

0    2cm

**性味归经：**苦，寒。归心、脾、胃、肝、胆、大肠经。

**功能主治：**清热燥湿，泻火解毒。用于湿热痞满，呕吐吞酸，泻痢，黄疸，高热神昏等。

**应用：**2～5克。外用适量。

**禁忌：**胃寒呕吐、脾虚泄泻及阴虚者慎用。

# 黄柏  huáng bò

黄柏苦寒，降火滋阴，骨蒸湿热，下血堪任。

**鉴别选购：** 以片厚张大、色鲜黄、无栓皮者为佳。

清热药——清热燥湿药

整体：长短不
一的丝片状。
体轻，质硬。

切断面：鲜黄
色，纤维性，
呈裂片状分层。

表面：黄褐色、
黄棕色或淡棕黄
色，具纵裂纹。

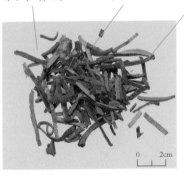

0    2cm

**混伪品：**

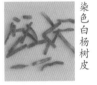

染色白杨树皮

全体被染成鲜黄
色，味淡，嚼之
微有麻舌感。

**性味归经：** 苦，寒。归肾、膀胱经。

**功能主治：** 清热燥湿，泻火除蒸，解毒疗疮。用于
湿热泻痢，黄疸尿赤，带下阴痒，热淋涩痛，脚气
痿躄；骨蒸劳热，盗汗，遗精；疮疡肿毒，湿疹瘙痒。
盐黄柏滋阴降火，用于阴虚火旺，盗汗骨蒸。

**应用：** 3～12克。外用适量。

**禁忌：** 脾虚泄泻、胃弱食少者忌服。

# 龙胆 lóng dǎn

龙胆苦寒，疗眼赤痛，下焦湿肿，肝经热烦。

**鉴别选购：** 以根条粗长、色黄或黄棕、无泥土者为佳。

整体：不规则类圆形厚片或小段。质脆。

表面：淡黄色或黄棕色。

片面：淡黄棕色或黄白色。

**混伪品：**

桃耳七

表面暗灰棕色，色泽较龙胆浅。根表面棕褐色至棕黄色，较龙胆深。

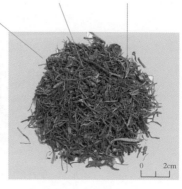

0   2cm

**性味归经：** 苦，寒。归肝、胆经。

**功能主治：** 清热燥湿，泻肝胆火。用于湿热黄疸，阴肿阴痒，带下，湿疹瘙痒；肝火目赤，耳鸣耳聋，胁痛口苦，强中，惊风抽搐。

**应用：** 3～6克。

**禁忌：** 脾胃虚寒和阴虚阳亢者慎服。

**贮藏：** 置干燥处。

# 秦皮 gín pí

秦皮苦寒，明目涩肠，清火燥湿，热痢功良。

**鉴别选购：** 以外表皮色灰白、味苦者为佳。

整体：呈不规
则的丝条状，
质硬而脆。

表面：外表面灰白色、灰
棕色或黑棕色，稍粗糙，
有灰白色圆点状皮孔；内
表面黄白色或棕色，平滑。

切断面：
黄白色，
纤维性。

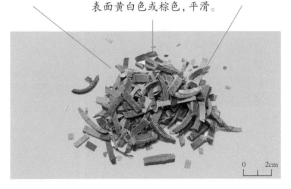

**性味归经：** 苦、涩，寒。归肝、胆、大肠经。

**功能主治：** 清热燥湿，收涩止痢，明目，止带。用
于热痢，泄泻，赤白带下，目赤肿痛，目生翳膜。

**应用：** 6～12克。外用适量，煎汤洗患处。

**禁忌：** 脾胃虚寒者忌服。

**贮藏：** 置通风干燥处。

# 水牛角 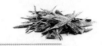 shuǐ niú jiǎo

犀角[1]酸寒，化毒辟邪，解热止血，消肿毒蛇。

**鉴别选购：** 以角质坚硬、气微腥、味淡者为佳。

整体：呈稍扁平而弯曲的锥形。气微腥，味淡。

表面：棕黑色或灰黑色，一侧有数条横向的沟槽，另一侧有密集的横向凹陷条纹。上部渐尖，有纵纹，基部略成三角形，中空。角质，坚硬。

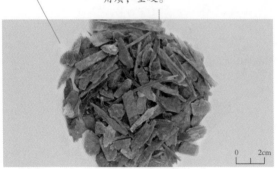

0　2cm

**性味归经：** 苦、咸，寒。归心、肝经。

**功能主治：** 清热凉血，解毒，定惊。用于温病高热，神昏谵语，发斑发疹，吐血衄血，惊风，癫狂等。

**应用：** 15 ～ 30 克。宜先煎 3 小时以上。

**禁忌：** 脾胃虚寒者慎服。

---

[1] 犀角已禁用，现用水牛角替代，功效与犀角相似而药力稍弱。

# 生地黄 shēng dì huáng

生地微寒，能消湿热，骨蒸烦劳，兼消破血。

**鉴别选购：** 生地黄以身干、块大、体重、断面乌黑者为佳。

整体：不规则类圆形厚片。质较软而韧。气特异，味微甜。

表面：灰黑色、棕黑色或乌黑色，有光泽，油润黏性，中间隐现菊花心纹理，周边棕黑色或棕灰色，皱缩。

清热药——清热凉血药

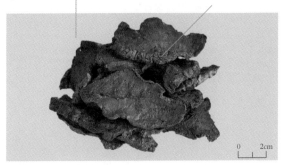

0　　2cm

**性味归经：** 甘，寒，苦。归心、肝、肾经。

**功能主治：** 清热凉血，止血，生津。用于热入营血，温毒发斑，吐血衄血，热病伤阴，舌绛烦渴，津伤便秘，阴虚发热，骨蒸劳热，内热消渴。

**应用：** 10 ～ 15 克。

**禁忌：** 脾胃有湿邪及阳虚者忌服。

# 玄参 xuán shēn

玄参苦寒，清无根火，消肿骨蒸，补肾亦可。

**鉴别选购：** 以枝条肥大、皮细、质坚、断面乌黑者为佳。

整体：类圆形或不规则形薄片。质坚实，不易折断。气特异似焦糖。

片面：黑色或黑褐色，微有光泽，周边皱缩。

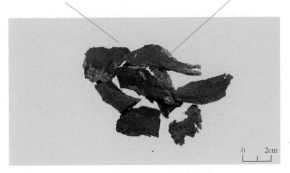

0    2cm

**性味归经：** 甘、苦、咸，微寒。归肺、胃、肾经。

**功能主治：** 凉血滋阴，降火解毒。用于热病伤阴，舌绛烦渴，津伤便秘，骨蒸劳嗽；目赤，咽痛，瘰疬，白喉，痈肿疮毒；温毒发斑，热入营血。

**应用：** 9～15克。

**禁忌：** 不宜与藜芦同用。

清热药——清热凉血药

59

# 牡丹皮 mǔ dān pí

牡丹苦寒，破血通经，血分有热，无汗骨蒸。

**鉴别选购**：以条粗长、皮厚、粉性足、香气浓、结晶状物多者为佳。

整体：呈圆形或卷曲形的薄片。

表面：外表面灰褐色或黄褐色，栓皮脱落处粉红色；内表面有时可见发亮的结晶。

切面：淡粉红色，粉性。

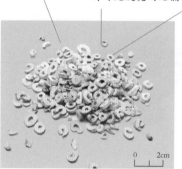

混伪品：

芍药根

皮长短粗细不一，厚度也比牡丹皮薄，无牡丹皮的特殊香味。

0    2cm

**性味归经**：苦、辛，微寒。归心、肝、肾经。

**功能主治**：清热凉血，活血化瘀。用于热入营血，温毒发斑，吐血衄血；夜热早凉，无汗骨蒸；经闭痛经，痈肿疮毒，跌扑伤痛。

**应用**：6～12克。

**禁忌**：孕妇慎用。

# 赤芍 chi sháo

赤芍酸寒，能泻能散，破血通经，产后勿犯。

**鉴别选购：** 以条粗长、断面粉白色、粉性大者为佳。

整体：类圆形切片，外表皮棕褐色。皮部窄，木部放射状纹理明显，有的有裂隙。

切面：粉白色或粉红色。

**混伪品：**

地榆片

表面棕褐色至紫褐色，手搓外皮不易脱落。

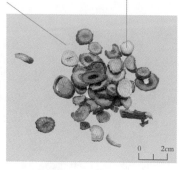

0    2cm

**性味归经：** 苦、微寒。归肝经。

**功能主治：** 清热凉血，散瘀止痛。用于热入营血，温毒发斑，吐血衄血；目赤肿痛，痈肿疮疡；肝郁胁痛，经闭痛经，癥瘕腹痛，跌扑损伤。

**应用：** 6 ～ 12 克。

**禁忌：** 不宜与藜芦同用。

**贮藏：** 置通风干燥处。

61

# 紫草 zǐ cǎo

紫草苦寒，能通九窍，利水消膨，痘疹最要。

**鉴别选购：** 以条粗大、色紫、质软、外皮层层剥离者为佳。

整体：不规则的圆柱形切片或条形片状，圆柱形切片，木部较小，黄白色或黄色，质松软。

表面：紫红色或紫褐色，皮部深紫色。

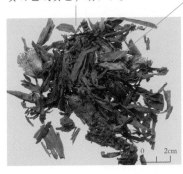

0    2cm

**混伪品：**

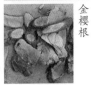

金樱根

根呈圆柱形，略扭曲，表面紫黑色，有纵直条纹。

**性味归经：** 甘、咸，寒。归心、肝经。

**功能主治：** 清热凉血，活血解毒，透疹消斑。用于血热毒盛，斑疹紫黑，麻疹不透；疮疡，湿疹，水火烫伤。

**应用：** 5～10克。外用适量，熬膏或用植物油浸泡涂擦。

**禁忌：** 脾虚便溏者忌服。

# 绵马贯众

*mián mǎ guàn zhòng*

贯众微寒，解毒清热，止血杀虫，预防瘟疫。

**鉴别选购：** 以个大、整齐、须根少、无杂质者为佳。

整体：为不规则的厚片或碎块。质硬。气特异，味初甜而后苦、辛、微涩。

片面：深绿色至棕色，有 5 ~ 13 个黄白色小点，排列成环。

**混伪品：**

紫萁贯众

表面棕褐色，密被斜生的叶柄基部和黑色须根，无鳞片。

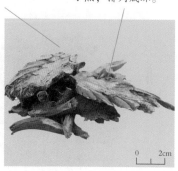

0    2cm

**性味归经：** 苦，微寒；有小毒。归肝、胃经。

**功能主治：** 清热解毒，驱虫，止血。用于时疫感冒，风热头痛，湿毒发斑，疮疡肿毒，崩漏下血，虫积腹痛。

**应用：** 5 ~ 10 克。

**禁忌：** 虚寒体质者、孕妇忌用。

63

# 野菊花 yě jú huā

野菊花甘，清热解毒，消肿散结，疏风平肝。

**鉴别选购**：以颜色呈深黄色、体轻、气芳香、味苦者为佳。

整体：类球形，棕黄色。

外层苞片：卵形或条形，外表面中部灰绿或浅棕色，通常被白毛，边缘膜质。

内层苞片：长椭圆形，膜质，外表面无毛。

清热药——清热解毒药

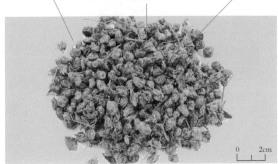

0    2cm

**性味归经**：苦、辛，微寒。归肝、心经。

**功能主治**：清热解毒，泻火平肝。用于疔疮痈肿，目赤肿痛，头痛眩晕。

**应用**：9～15克。外用适量，煎汤外洗或制膏外涂。

**禁忌**：脾胃虚寒者、孕妇慎用。

**贮藏**：置阴凉干燥处，防潮，防蛀。

# 金银花 jīn yín huā

金银花甘，疗痈无对，未成则散，已成则溃。

**鉴别选购：** 以花未开放、色黄白、肥大者为佳。

整体：呈棒状而略
弯曲，长2～4厘
米，上粗下细，直
径0.15～0.3厘米。

表面：黄白
色或黄棕色，
被有短柔毛
及腺毛。

基部：有绿色
细小的花萼。

**混伪品：**

山银花

呈双连并式，多直
不弯曲，花蕾黄白
色，下方棕色、尖
瘦。气微，味苦。

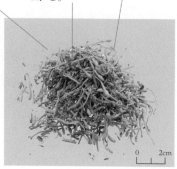

0    2cm

清热药——清热解毒药

**性味归经：** 甘，寒。归肺、心、胃经。

**功能主治：** 清热解毒，凉散风热。用于痈肿疔疮，
喉痹，丹毒；热毒血痢；风热感冒，温病发热。金
银花炭用于热毒血痢。

**应用：** 6～15克。

**禁忌：** 脾胃虚弱者忌用。

# 忍冬藤 rěn dōng téng

银花藤寒，清热解毒，扁桃体炎，肺炎阑尾。

**鉴别选购：** 以身干、外皮红棕色、条粗匀、质嫩者为佳。

整体：不规则的圆柱状小段或圆形厚片。暗绿色，略有绒毛。无臭，老枝味微苦，嫩枝味淡。

表面：小段红棕色，厚片断面黄白色，中间有空心。

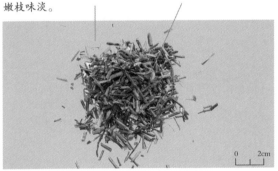

0        2cm

**性味归经：** 甘，寒。归肺、胃经。

**功能主治：** 清热解毒，疏风通络。用于温病发热，热毒血痢，痈肿疮疡，风湿热痹，关节红肿热痛。

**应用：** 9～30克。

**禁忌：** 脾胃虚寒者慎服。

**贮藏：** 置干燥处。

# 连翘 lián qiào

连翘苦寒，能消痈毒，气聚血凝，温热堪逐。

**鉴别选购：**青翘以色青绿、不开裂者为佳；老翘以色较黄、壳厚、无种子者为佳。

整体：呈长卵形至卵形，稍扁。顶端锐尖。

表面：有不规则的纵皱纹及多数突起的小斑点，两面各有1条明显的纵沟。

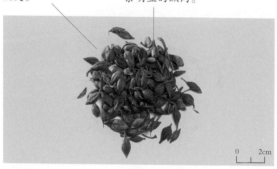

0    2cm

**性味归经：**苦，微寒。归心、肺、小肠经。

**功能主治：**清热解毒，消肿散结，疏散风热。用于痈疽，瘰疬，乳痈，丹毒；风热感冒，温病初起，温热入营，高热烦渴，神昏发斑；热淋涩痛。

**应用：**6～15克。

**禁忌：**脾胃虚弱、气虚发热、痈疽已溃、脓稀色淡者忌服。

# 蒲公英 pú gōng yīng

蒲公英苦，溃坚消肿，结核能除，食毒堪用。

**鉴别选购：**以身干、叶多、色灰绿、根长、无泥土杂质者为佳。

整体：呈段片状，根、茎、叶、花混合。

根：为不规则的碎段状，棕褐色，抽皱；头部有的有棕色或黄白色的茸毛。

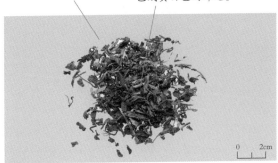

0　2cm

清热药——清热解毒药

**性味归经：**苦、甘、寒。归肝、胃经。

**功能主治：**清热解毒，消肿散结，利尿通淋。用于疔疮肿毒，乳痈，瘰疬，目赤，咽痛，肺痈，肠痈，湿热黄疸，热淋涩痛。

**应用：**10～15克。外用鲜品适量，捣敷或煎汤熏洗患处。

**禁忌：**阳虚外寒、脾胃虚弱者忌服。

# 苦地丁 kǔ dì dīng

心肝辛寒苦地丁，清热解毒散结痈，
丹毒疔疮毒蛇咬，十五三十体虚禁。

**鉴别选购：** 以棵小、顶花带角、质柔软、色绿、味苦者为佳。

| 整体：呈段状，根、茎、叶、花果混合。 | 根：细，黄白色。茎：细，有5个棱脊及纵纹。 | 叶：暗绿色或灰绿色，多皱缩破碎。 |

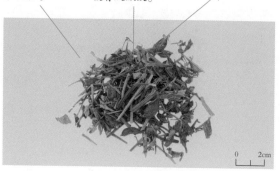

0    2cm

**性味归经：** 苦，寒。归心、肝、大肠经。

**功能主治：** 清热解毒，散结消肿。用于时疫感冒，咽喉肿痛，疔疮肿痛，痈疽发背，痄腮丹毒。

**应用：** 9～15克。外用适量，煎汤洗患处。

**禁忌：** 有小毒，不适合长期服用。

**贮藏：** 置干燥处。

# 大青叶 dà qīng yè

大青气寒，伤寒热毒，黄汗黄疸，时疫宜服。

**鉴别选购：** 以叶大、不破碎、无柄、色暗灰绿者为佳。

整体：呈不规则的丝片状，多皱缩卷曲。叶柄淡棕黄色，质脆。

表面：暗灰绿色，有的可见色较深稍突起的小点。

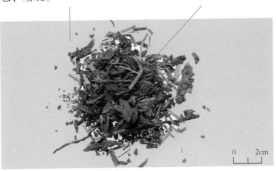

0    2cm

**性味归经：** 苦，寒。归心、胃经。

**功能主治：** 清热解毒，凉血消斑。用于温病高热，神昏，发斑发疹，痄腮，喉痹，丹毒，痈肿。

**应用：** 9～15克。

**禁忌：** 脾胃虚寒者忌服。

**贮藏：** 置通风干燥处，防霉。

# 板蓝根 bǎn lán gēn

板蓝根寒，清热解毒，凉血利咽，大头瘟毒。

**鉴别选购：** 以条长、粗大、体实者为佳。

整体：圆形的厚片，质略软。

表面：黄白色，木部黄色，形成层环棕色；周边淡灰黄色或淡棕黄色。

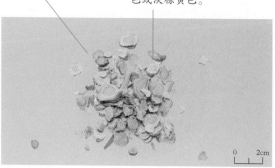

0    2cm

**性味归经：** 苦，寒。归心、胃经。

**功能主治：** 清热解毒，凉血利咽。用于温毒发斑，疖腮，烂喉丹痧，大头瘟疫，丹毒，痈肿，瘟疫时毒，发热咽痛。

**应用：** 9 ～ 15 克。

**禁忌：** 脾胃虚寒者慎服。

# 青黛 qīng dài

青黛咸寒，能平肝木，惊痫疳痢，兼除热毒。

**鉴别选购：** 以体轻、粉细、能浮于水面、燃烧时生紫红色火焰者为佳。

整体：呈不规则多孔性的团块，深蓝色的粉末；用手搓捻即成细末，体轻，易飞扬。微有草腥气，味淡。

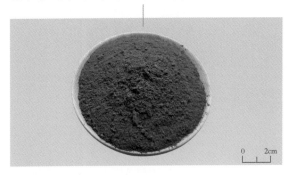

0    2cm

**性味归经：** 咸，寒。归肝经。

**功能主治：** 清热解毒，凉血消斑，泻火定惊。用于温毒发斑，血热吐衄，胸痛咯血，口疮，痄腮，喉痹，小儿惊痫。

**应用：** 1～3克。宜入丸散用，外用适量。

**禁忌：** 中寒者慎用。

**贮藏：** 置干燥处。

# 穿心莲 chuān xīn lián

穿心莲寒，热毒能瘥，消肿止痛，炎症能安。

**鉴别选购：** 以上表面绿色、下表面灰绿色、两面光滑、气微、味极苦者为佳。

整体：呈段片状，茎、叶混合。

茎：方柱形，节稍膨大，质脆。

叶片：皱缩，完整者披针形或卵状披针形，先端渐尖。

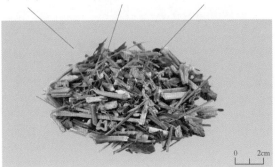

0    2cm

**性味归经：** 苦，寒。归心、肺、大肠、膀胱经。

**功能主治：** 清热解毒，凉血，消肿，燥湿。用于感冒发热，咽喉肿痛，口舌生疮，顿咳劳嗽；泄泻痢疾，热淋涩痛；痈肿疮疡，蛇虫咬伤。

**应用：** 6～9克。外用适量。

**禁忌：** 阳虚证及脾胃虚弱者慎服。

# 重楼 chóng lóu

> 蚤休微寒，清热解毒，痈疽蛇伤，惊痫发搐。

**鉴别选购：** 以身干、条粗大、质坚实者为佳。

整体：不规则椭圆形薄片。质坚实，粉性。

表面：片面粉白色至黄白色；周边黄棕色或灰棕色。

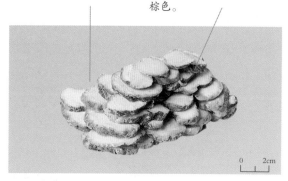

0    2cm

清热药——清热解毒药

**性味归经：** 苦，微寒；有小毒。归肝经。

**功能主治：** 清热解毒，消肿止痛，凉肝定惊。用于疔疮痈肿，咽喉肿痛，蛇虫咬伤，跌扑伤痛，惊风抽搐。

**应用：** 3～9克。外用适量，研末调敷。

**禁忌：** 虚寒证、阴证外疡者及孕妇禁服。

**贮藏：** 置阴凉干燥处，防蛀。

# 漏芦 lòu lú

漏芦性寒，祛恶疮毒，补血排脓，生肌长肉。

**鉴别选购：** 以根粗、棕黑色、质坚实、不碎裂者为佳。

整体：呈类圆形
或不规则的厚
片。体轻，质脆。

表面：灰黄色，有裂隙及灰黄色
菊花纹，中心灰黑色或棕黑色；
周边灰褐色或暗棕色，粗糙，具
纵沟。

混伪品：

升麻

根状茎粗壮，坚
实，表面黑色，
有许多内陷的圆
洞状老茎残迹。

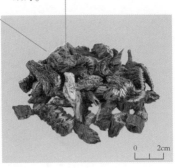

0    2cm

**性味归经：** 苦，寒。归胃经。

**功能主治：** 清热解毒，消痈，下乳，舒筋通脉。用
于乳痈肿痛，瘰疬疮毒，乳汁不通，湿痹拘挛，痈
疽发背。

**应用：** 5～9克。

**禁忌：** 孕妇慎用。

**贮藏：** 置通风干燥处。

# 拳参 quán shēn

拳参苦涩肺肝肠，清热解毒口舌疮。

**鉴别选购**：以粗大、坚硬、断面浅红棕色、无须根者为佳。

整体：不规则扁圆形薄片。质硬。

表面：片面浅棕红色至棕红色，近边缘有一圈黄白色小点状维管束，周边紫褐色或紫黑色。

清热药——清热解毒药

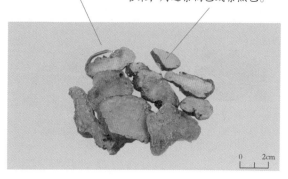

0      2cm

**性味归经**：苦、涩，微寒。归肺、肝、大肠经。

**功能主治**：清热解毒，消肿，息风定惊，止血。用于赤痢，热泻，肺热咳嗽，痈肿，瘰疬，口舌生疮，血热衄血，痔疮出血，毒蛇咬伤。

**应用**：5～10克。外用适量。

**禁忌**：无实火热毒者不宜服用；阳证外疡者忌服。

# 半边莲 bàn biān lián

半边莲辛，能解蛇毒，痰喘能平，腹水可逐。

**鉴别选购：** 以身干、叶绿、根黄、无泥沙者为佳。

整体：呈段状，根、茎、叶、花混合。

根茎：圆柱状，淡棕黄色。茎细长，灰绿色，节明显。

叶：多皱缩或脱落，绿褐色。

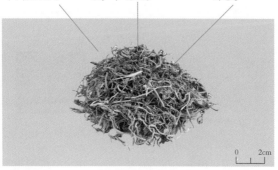

0    2cm

清热药——清热解毒药

**性味归经：** 辛，平。归心、小肠、肺经。

**功能主治：** 利尿消肿，清热解毒。用于痈肿疔疮，蛇虫咬伤；臌胀水肿，湿热黄疸；湿疹湿疮。

**应用：** 9～15克。

**禁忌：** 虚证水肿者禁服。

# 土茯苓 tǔ fú líng

> 土茯苓平，梅毒克星，除湿解毒，关节通行。

**鉴别选购：** 以断面淡棕色、粉性足者为佳。

整体：长圆形或不规则的薄片，厚1～5厘米，边缘不整齐；质略韧，折断时有粉尘飞扬，以水润湿后有黏滑感。

表面：类白色至淡红棕色，粉性，可见点状维管束及多数小亮点。

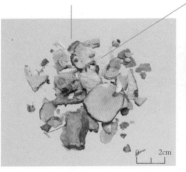

0    2cm

**混伪品：**

白土茯苓

茎呈不规则块状，表面黄褐色，粗糙，断面周围白色，中心黄色。

**性味归经：** 甘、淡，平。归肝、胃经。

**功能主治：** 除湿，解毒，通利关节。用于湿热淋浊，带下，疥癣，湿疹瘙痒；痈肿，瘰疬；梅毒及汞中毒所致的肢体拘挛，筋骨疼痛。

**应用：** 15～60克。外用适量。

**禁忌：** 肝肾阴虚者慎服。

# 鱼腥草  yú xīng cǎo

鱼腥草解毒排脓，尤善治痰热肺痈。

**鉴别选购：**以身干、叶多、无根、有花穗、色灰绿、鱼腥气浓者为佳。

整体：茎、叶、花混合。

茎：扁圆柱状，扭曲，表面棕黄色或灰绿色，具纵棱；质脆，易折断。

叶：多皱缩破碎，完整者呈心形。

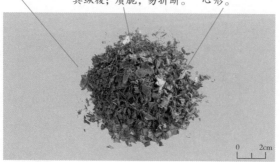

0    2cm

**性味归经：**辛，微寒。归肺经。

**功能主治：**清热解毒，消痈排脓，利尿通淋。用于肺痈吐脓，痰热喘咳，热痢，热淋，痈肿疮毒。

**应用：**15～25克；不宜久煎，鲜品用量加倍，水煎或捣汁服。外用适量，捣敷或煎汤熏洗患处。

**禁忌：**体质虚寒及阴性疮疡者、无红肿热痛者不宜服用。

# 射干

shè gān

射干味苦，逐瘀通经，喉痹口臭，痈毒堪凭。

**鉴别选购：** 以根茎粗壮、质硬、断面色黄者为佳。

整体：不规则或
类圆形的薄片。
质硬。

表面：黄色，颗粒性，周边黄
褐色、棕褐色或黑褐色，皱缩，
不整齐。

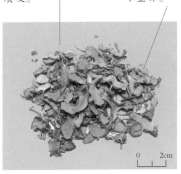

混伪品：

川射干

表面灰黄褐色或
棕色，有环纹和
纵沟。

0        2cm

**性味归经：** 苦，寒。归肺经。

**功能主治：** 清热解毒，消痰，利咽。用于热毒痰火
郁结，咽喉肿痛，痰涎壅盛，咳嗽气喘。

**应用：** 3～10 克。

**禁忌：** 脾虚便溏者不宜使用；孕妇忌用或慎用。

**贮藏：** 置干燥处。

# 山豆根
shān dòu gēn

山豆根苦，疗咽肿痛，敷蛇虫伤，可救急用。

**鉴别选购：** 以条粗、质坚、味苦者为佳。

整体：类圆形厚片，质坚硬。有豆腥气。味极苦。

表面：皮部浅棕色，木部淡黄色；周边棕色或棕褐色，有皱纹。

切面：皮部淡棕黄色，木部淡黄色，有棕色环纹。

混伪品：

白苦参

表面灰黄色至黄棕色，断面黄白色或淡黄色，味微苦。

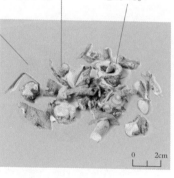

0    2cm

**性味归经：** 苦，寒；有毒。归肺、胃经。

**功能主治：** 清热解毒，消肿利咽。用于火毒蕴结，乳蛾喉痹，咽喉肿痛，齿龈肿痛，口舌生疮。

**应用：** 3～6克。

**禁忌：** 脾胃虚寒、泄泻者忌服。

**贮藏：** 置干燥处。

# 马勃 mǎ bó

马勃中毒热出血，咽喉肿痛咳失音。

**鉴别选购**：以个大、皮薄、饱满、松泡有弹性者为佳。

整体：类方形或不规则的小块状。质松泡，有弹性，内有灰褐色棉絮状的丝状物，气似尘土，无味。

表面：灰褐色、浅青褐色或紫褐色。

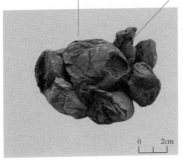

混伪品：

白马勃子

实体近球形至扁圆形，白色、污白色，后呈蛋壳色至浅棕灰色。

**性味归经**：辛，平。归肺经。

**功能主治**：清肺利咽，止血。用于风热郁肺，咽痛，咳嗽，音哑；外治鼻衄，创伤出血。

**应用**：2～6克。外用适量，敷患处。

**禁忌**：风寒伏肺之咳嗽失音者不宜服用。

# 马齿苋 mǎ chǐ xiàn

马齿苋寒，青盲白翳，利便杀虫，癥痫咸治。

**鉴别选购：** 以棵小、质嫩、叶多、色青绿者为佳。

整体：呈段状，茎、叶、花混合。

茎：呈圆柱状，表面黄褐色，有明显纵沟纹。

叶：对生，易破碎，完整叶片呈倒卵形，绿褐色，多卷缩。

花：黄色，花瓣5。

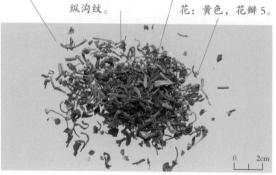

0    2cm

清热药——清热解毒药

**性味归经：** 酸，寒。归肝、大肠经。

**功能主治：** 清热解毒，凉血止血，止痢。用于热毒血痢，痈肿疔疮，湿疹，丹毒，蛇虫咬伤；便血，痔血，崩漏下血。

**应用：** 9～15克。外用适量，捣敷患处。

**禁忌：** 孕妇慎服。

# 白头翁  bái tóu wēng

白头翁温，散癥逐血，瘰疬疮疝，止痛百节。

**鉴别选购：** 以条粗长、整齐、根头部有白色绒毛者为佳。

整体：不规则的薄片。质硬而脆。

表面：较平坦，木心淡黄色，皮部黄白色或淡黄棕色。周边黄棕色或棕褐色，有的附有白色绒毛。

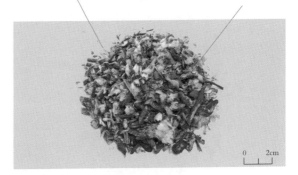

0    2cm

**性味归经：** 苦，寒。归胃、大肠经。

**功能主治：** 清热解毒，凉血止痢。用于热毒血痢，阴痒带下。

**应用：** 9～15克。

**禁忌：** 虚寒泻痢者忌服。

# 大血藤 dà xuè téng

肠痈之王是红藤，败毒通络专消痛。
乳痈疮毒闭经痛，跌仆风湿痹可停。

**鉴别选购：** 以身干、条匀、色棕红、气香者为佳。

整体：长椭圆形的
厚片。质硬。

表面：黄白色与棕红色相间，
有多数细孔及放射状纹理，周
边灰棕色或棕色。

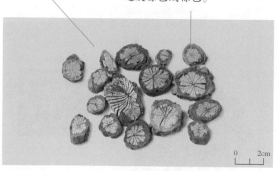

0    2cm

**性味归经：** 苦，平。归大肠、肝经。

**功能主治：** 清热解毒，活血，祛风止痛。用于肠痈
腹痛，经闭痛经，风湿痹痛，跌扑肿痛，热毒疮疡。

**应用：** 9～15克。外用适量。

**禁忌：** 孕妇不宜多服。

**贮藏：** 置通风干燥处。

# 败酱草 bài jiàng cǎo

腹腔脓肿王败酱，辛苦微寒肝胃肠。
善消内痈瘀滞痛，妇科癥瘕亦可尝。

**鉴别选购：**以身干、叶多、色绿、气浓、无杂质者为佳。

整体：呈段状，茎、叶混合。气特异。

根茎：圆柱形有节，上生须状细根。表面黄绿色或黄棕色，具纵棱及细纹理或光滑。

叶：多皱缩脱落，破碎。

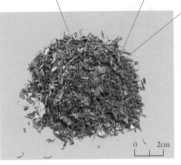

0    2cm

**混伪品：**

北败酱

茎呈圆柱形，表面浅黄棕色，有环状突起的叶痕和细小的不定根。

**性味归经：**辛、苦，微寒。归胃、大肠、肝经。

**功能主治：**清热解毒，消痈排脓，破血行瘀。用于肠痈腹痛，肺痈吐脓，痈肿疮毒，产后瘀阻腹痛。

**应用：**9～15克。外用鲜品适量，捣烂敷患处。

**禁忌：**久病脾胃虚弱者忌服。

# 白花蛇舌草

bái huā shé shé cǎo

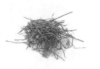

白花蛇草解毒痈，清热利湿热淋通。
活血抗癌消肿痛，协同配伍更彰功。

**鉴别选购：**以身干、色灰绿至灰棕、带果实、无杂质者为佳。

整体：呈段状，根、茎、叶、花、果实混合。茎质脆易断，花白色腋生，蒴果扁球形。

根：纤细，淡灰棕色。

茎：细具纵棱，表面淡棕色或棕黑色。

混伪品：

水线草

植物形态与白花蛇舌草相近，茎呈四棱形，两侧纵棱明显，中间有凹陷的沟槽。

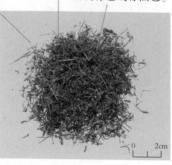

0    2cm

**性味归经：**微苦、甘，寒。归胃、大肠、小肠经。

**功能主治：**清热解毒，利水消肿，止痛。用于疔疮痈疖，肠痈，小便淋涩热痛，毒蛇咬伤，肠风下血，癌肿。

**应用：**15～60克。外用适量。

**禁忌：**孕妇慎用。

# 熊 胆 xióng dǎn

熊胆味苦，热蒸黄疸，恶疮虫痔，五痔惊痫。

**鉴别选购：**以个大、胆仁黄色、明亮、味苦回甜者为佳。

整体：呈细粉状，黄色、黄绿色或暗褐绿色。气清香而微腥，味极苦后有清凉回甜感，嚼之不粘牙。

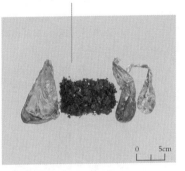

0  5cm

**混伪品：**

猪胆

表面黑色平滑，少数有皱褶，有的附有少量片状的淡黄色脂肪。

**性味归经：**苦，寒。归肝、胆、心经。

**功能主治：**清心，凉肝，息风解毒，明目退翳。用于热盛惊风，癫痫，痈肿疔毒，痔疮肿痛，目赤翳障。

**应用：**0.2～0.5克；多入丸散服用。外用适量，研细末调敷患处或点眼。

**禁忌：**小儿及孕妇忌服。

# 白蔹 bái liàn

白蔹微寒，儿疟惊痫，女阴肿痛，痈疔可啖。

**鉴别选购：** 以肥大、断面色粉白、粉性足者为佳。

整体：呈不规则形厚片，体轻，质硬脆，易折断，折断时，有粉尘飞出。表面类白色或浅红棕色，可见放射状纹理；周边较厚，微翘或略弯曲。

混伪品：

茅瓜根

表面灰黄色，有不规则的皱纹，口尝味淡微苦。

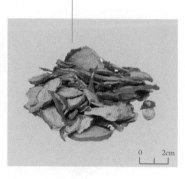

0    2cm

**性味归经：** 苦，微寒。归心、胃经。

**功能主治：** 清热解毒，消痈散结，敛疮生肌。用于痈疽发背，疔疮，瘰疬，水火烫伤，手足皲裂。

**应用：** 5～10克。外用适量，煎汤洗或研成极细粉敷患处。

**禁忌：** 不宜与川乌、制川乌、草乌、制草乌、附子同用。

# 山慈菇 shān cí gū

慈菇辛苦，疗肿痛疽，恶疮瘾疹，蛇虺并施。

**鉴别选购：** 以个大、有明显横纹、质坚、半透明者为佳。

整体：不规则扁球形或圆锥形，顶端渐突起，质坚硬，难折断。

表面：黄棕色或棕褐色，有纵皱纹或纵沟。

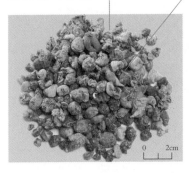

0    2cm

**混伪品：**

丽江山慈菇

黄白色，断面类白色，角质或粉质，气微，味极苦而麻。

**性味归经：** 甘、微辛，凉。归肝、脾经。

**功能主治：** 清热解毒，化痰散结。用于痈肿疔毒，瘰疬痰核，蛇虫咬伤，癥瘕痞块。

**应用：** 3～9克。外用适量。

**禁忌：** 体弱者慎用。

**贮藏：** 置干燥处。

90

# 金荞麦 jīn qiáo mài

金荞麦平，清肺疗痈，化痰解毒，消食调中。

**鉴别选购：** 以块大、断面黄棕色、放射状纹理清晰者为佳。

整体：不规则的厚片。　　表面：外表皮棕褐色，或有时脱落。　　切面：淡黄白色或淡棕红色，有放射状纹理，有的可见髓部，颜色较深。

混伪品：
土茯苓

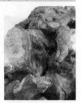

切面类白色至淡红棕色，粉性。

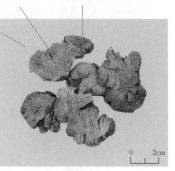

0　　2cm

清热药——清热解毒药

**性味归经：** 微辛、涩，凉。归肺经。

**功能主治：** 清热解毒，排脓祛瘀。用于肺痈吐脓，肺热喘咳，瘰疬疮疖，乳蛾肿痛。

**应用：** 15 ～ 45 克，用水或用黄酒隔水密闭炖服。

**禁忌：** 尚不明确。

**贮藏：** 置干燥处，防霉，防蛀。

# 青果 qīng guǒ

青果苦平肺胃经，镇咳祛痰消炎肿，
酒食中毒癫痫症，咳嗽痰多咽喉痛。

**鉴别选购：** 以个大、坚实、肉厚、整齐、灰绿色、味先涩后甜者为佳。

整体：呈纺锤形，两端钝尖，果肉灰棕色或棕褐色，无臭，味涩，久嚼微甜。质硬。果核梭形，暗红棕色。

表面：黄棕色或黑褐色，有不规则皱纹，具纵棱。

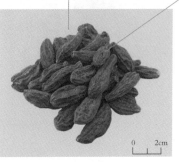

0    2cm

混伪品：

母丁香

外表呈褐色，或带有土红色粉末，粗糙。多细皱纹，上端宿萼有4裂片。

**性味归经：** 甘、酸，平。归肺、胃经。

**功能主治：** 清热，利咽，生津，解毒。用于咽喉肿痛，咳嗽痰黏，烦渴口渴，鱼蟹中毒。

**应用：** 5～10克。

**禁忌：** 阴虚火旺、咳痰带血者禁用。

# 天葵子 tiān kuí zǐ

> 天葵子寒，解毒消散，痈疮肿毒，瘰疬可缓。

**鉴别选购：** 以个大、质重、断面皮部色白、无须根者为佳。

**整体：** 呈不规则短柱状、纺锤状或块状，略弯曲，质较软，易折断。

**断面：** 皮部类白色，木部黄白色或黄棕色，略呈放射状。

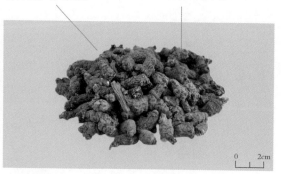

0    2cm

**性味归经：** 甘、苦，寒。归肝、胃经。

**功能主治：** 清热解毒，消肿散结。用于痈肿疔疮，乳痈，瘰疬，毒蛇咬伤。

**应用：** 9～15克；用时捣碎。

**禁忌：** 脾虚便溏和小便清利者忌用。

**贮藏：** 置通风干燥处，防蛀。

# 鸦胆子 yā dǎn zi

鸦胆子苦，治痢杀虫，疟疾能止，赘疣有功。

**鉴别选购：** 以身干、个大、坚实、仁白、油性足者为佳。

整体：呈卵形或椭圆形，果壳质硬而脆，种子卵形，皮薄富油性。

表面：黑色或棕色，有隆起的网状皱纹，两侧有明显的棱线，顶端渐尖。

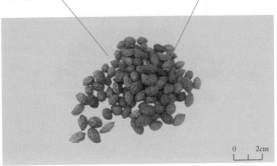

0  2cm

**性味归经：** 苦，寒；有小毒。归大肠、肝经。

**功能主治：** 清热解毒，截疟，止痢；外用腐蚀赘疣。用于痢疾，疟疾；外用治赘疣鸡眼。

**应用：** 0.5～2克；用时去壳，用龙眼肉包裹或装入胶囊吞服。外用适量，捣烂敷患处。

**禁忌：** 脾胃虚弱、呕吐者忌服。

# 藤梨根 <sub>téng lí gēn</sub>

藤梨清热，解毒消肿，祛风除湿，防瘤抗癌。

**鉴别选购：** 以色灰红或红棕、密布小孔、质硬易折、气微、味涩者为佳。

整体：呈圆柱形，稍弯曲，直径3～5厘米，有的多纵切、横切或斜切成块片，呈灰红色或红棕色，密布细小孔，质坚硬，易折断。气微，味涩。

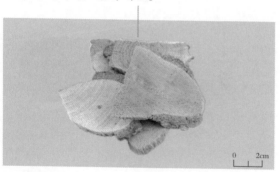

0    2cm

清热药——清热解毒药

**性味归经：** 酸、涩，凉。归胃、大肠、肝经。

**功能主治：** 清热解毒，清热利湿。一般用来治疗腹部肿瘤，尤其对于肠胃道方面的癌症应用更多。

**应用：** 25～50克，煎服。

**禁忌：** 尚不明确。

# 半枝莲 bàn zhī lián

半枝莲寒，抗癌力强，利水消肿，解毒疗疮。

**鉴别选购**：以身干、色紫绿、带叶、无杂质者为佳。

整体：呈段状，根、茎、叶、花、果实混合。

茎：丛生，较细，方柱状；表面暗紫色或棕绿色，光滑。

叶：多皱缩，上表面暗绿色，下表面灰绿色。

清热药——清热解毒药

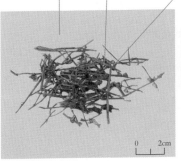

0    2cm

混伪品：

白花蛇舌草

为带根的干燥全草，扭缠成团状，表面灰绿色至灰棕色。

**性味归经**：辛、苦、寒。归肺、肝、肾经。

**功能主治**：清热解毒，化瘀利尿。用于疔疮肿毒，咽喉肿痛，毒蛇咬伤，跌扑伤痛，水肿，黄疸。

**应用**：15～30 克，鲜品 30～60 克。外用鲜品适量，捣敷患处。

**禁忌**：血虚者不宜服用；孕妇慎服。

# 龙葵 lóng kuí

*龙葵苦寒，解毒凉血，清热利尿，抗癌降压。*

**鉴别选购：** 以茎圆柱形、无棱或棱不明显、色绿或黄绿，叶卵形、色暗绿，茎、叶表面光滑或被微柔毛者为佳。

整体：呈段状，茎、叶、花、果混合，质硬而脆。

茎：圆柱形，有分支，表面绿色或黄绿色，具纵皱纹，切面黄白色。

叶：多皱缩或破碎，暗绿色，两面光滑或疏被短柔毛。

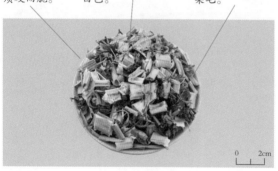

0    2cm

**性味归经：** 苦，微甘，寒；有小毒。归肝、胃经。

**功能主治：** 解毒，散结，利尿。用于痈疮疔毒，咽喉肿痛，牙痛，小便不利，痢疾，带下。

**应用：** 9～15 克。外用适量，捣敷或煎水洗患处。

**禁忌：** 脾胃虚弱者慎服。

# 木蝴蝶 mù hú dié

木蝴蝶凉，润肺利咽，疏肝和胃，敛疮生肌。

**鉴别选购：** 以干燥、色白、张大而完整、翼柔软如绸者为佳。

整体：为蝶形薄片，除基部外三面延长成宽大菲薄的翅，子叶2个，蝶形，黄绿色或黄色，可见一层薄膜状的胚乳。体轻。气微，味微苦。

表面：浅黄白色，翅半透明。

清热药——清热解毒药

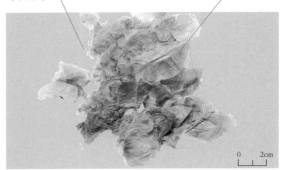

0    2cm

**性味归经：** 苦、甘、凉。归肺、肝、胃经。

**功能主治：** 清肺利咽，疏肝和胃。用于肺热咳嗽，喉痹，音哑，肝胃气痛。

**应用：** 1～3克。

**禁忌：** 脾胃虚弱者慎服。

# 地锦草 dì jǐn cǎo

地锦草平，解毒宜尝，止血活血，利尿退黄。

**鉴别选购：**以叶色绿、茎色紫红，气微、味微涩者为佳。

茎：茎细，呈叉状分枝，表面带紫红色，无毛或疏生白色细柔毛。质脆易折，断面黄白色，中空。

叶：叶片多皱缩或已脱落，展平后呈长椭圆形，绿色或带紫红色，通常无毛或疏生细柔毛，边缘具小锯齿或呈微波状。

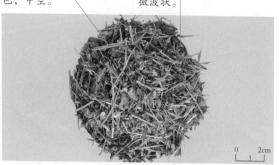

0    2cm

**性味归经：**辛，平。归肝、大肠经。

**功能主治：**清热解毒，凉血止血，利湿退黄。用于痢疾，泄泻，咯血，尿血，便血，崩漏，疮疖痈肿，湿热黄疸等。

**应用：**9～20克。外用适量。

**禁忌：**血虚无瘀及脾胃虚弱者慎用。

# 千里光 qiān lǐ guāng

千里光性寒微苦，清热除湿能解毒，
瘰疬痈疖目赤肿，煎水内服或外敷。

**鉴别选购：** 以色灰绿、黄棕或紫褐，茎表面密被
灰白色柔毛，叶两面有细柔毛，气微，味苦者为佳。

茎：茎呈细圆柱形，稍
弯曲，上部有分枝。表
面灰绿色、黄棕色或紫
褐色，具纵棱，密被灰
白色柔毛。

叶：叶互生，多皱缩破碎，完
整叶片展平后呈卵状披针形或
长三角形，有时具 1～6 对侧
裂片，边缘有不规则锯齿，基
部戟形或截形，两面有细柔毛。

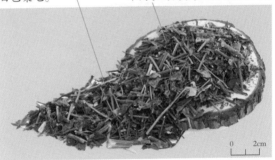

0    2cm

**性味归经：** 苦，寒。归肺、肝经。

**功能主治：** 清热解毒，明目，利湿。用于痈肿疮毒，
感冒发热，目赤肿痛，泄泻痢疾，皮肤湿疹。

**应用：** 15～30 克。外用适量，煎水熏洗。

**禁忌：** 中寒泄泻者勿服。

# 胡黄连 hú huáng lián

胡黄连苦，治劳骨蒸，小儿疳痫，盗汗虚惊。

**鉴别选购**：以条粗、质脆、折断时有粉尘、苦味浓者为佳。

整体：呈不规则圆形薄片或颗粒。体轻，质硬而脆。

表面：片面灰褐色或棕黑色，有 4～10 个类白色点状维管束排列成环。周边灰棕色或暗棕色。

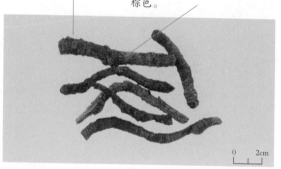

0    2cm

**性味归经**：苦，寒。归肝、胃、大肠经。

**功能主治**：清湿热，除疳热，退虚热。用于湿热泻痢，黄疸尿赤，痔疾，骨蒸潮热，小儿疳积发热。

**应用**：3～10 克。

**禁忌**：脾胃虚弱者慎服。

# 青蒿 qīng hāo

青蒿气寒，治疟效好，虚热盗汗，除骨蒸劳。

**鉴别选购：**以身干、色绿、粗茎少、不脱叶、香气浓者为佳。

整体：呈段状，茎、叶、花混合。气香特异。

茎：圆柱状，表面黄绿色或棕黄色，具纵棱线，质略硬。

叶：暗绿色或棕绿色，多皱缩破碎。

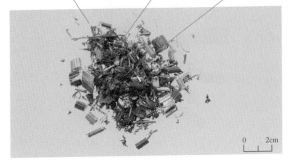

0  2cm

**性味归经：**辛、苦，寒。归肝、胆经。

**功能主治：**清虚热，除骨蒸，解暑热，截疟，退黄。用于暑邪发热，阴虚发热，骨蒸劳热，疟疾寒热，湿热黄疸；温邪伤阴，夜热早凉。

**应用：**6～12克。入煎剂宜后下。

**禁忌：**产后血虚、内寒作泻及饮食停滞泄泻者勿用。

# 白薇 bái wēi

白薇大寒，疗风治疟，人事不知，昏厥堪却。

**鉴别选购：** 以条粗长、条匀、断面色黄白、实心者为佳。

整体：呈不规则小段或厚片。质脆，易折断。

表面：棕黄色。

切面：皮部黄白色，木部黄色。

混伪品：

万寿竹

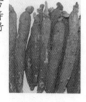

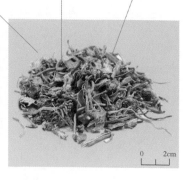

根状茎横出，质地硬，呈结节状。

0    2cm

**性味归经：** 苦、咸，寒。归胃、肝、肾经。

**功能主治：** 清热凉血，利尿通淋，解毒疗疮。用于温邪伤营发热，阴虚发热，骨蒸劳热，产后血虚发热；热淋，血淋；痈疽肿毒，蛇虫咬伤，咽喉肿痛。

**应用：** 5～10克。外用适量。

**禁忌：** 血分无热、中寒便滑、阳气外越者慎服。

# 地骨皮 di gǔ pí

地骨皮寒，解肌退热，有汗骨蒸，强阴凉血。

**鉴别选购：** 以块大、肉厚、无木心与杂质者为佳。

整体：呈筒状或槽状，长短不一。体轻，质脆，易折断。

表面：外表面灰黄色至棕黄色，粗糙，有不规则纵裂纹。内表面黄白色至灰黄色，较平坦，有纵纹。

断面：不平坦，外层黄棕色，内层灰白色。

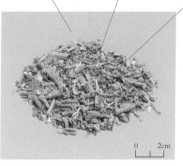

0    2cm

**混伪品：**

鹅绒藤

根皮内、外层为浅黄白色，中间层为棕黄色，呈点状颗粒状。

**性味归经：** 甘，寒。归肺、肝、肾经。

**功能主治：** 凉血除蒸，清肺降火。用于阴虚潮热，骨蒸盗汗，肺热咳嗽，咯血，衄血，内热消渴。

**应用：** 9～15克。

**禁忌：** 脾胃虚寒者忌服。

# 银柴胡 yín chái hú

银柴胡寒，虚热能清，又兼凉血，善治骨蒸。

**鉴别选购：** 以条长、外皮色浅黄、断面色黄白者为佳。

整体：类圆形的厚片。质硬而脆。

表面：片面黄白色，有黄白相间的放射状纹理，偶有裂缝；周边淡黄色或黄白色，有纵纹。

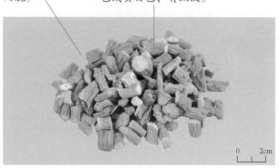

0    2cm

**性味归经：** 甘，微寒。归肝、胃经。

**功能主治：** 清虚热，除疳热。用于阴虚发热，骨蒸劳热，小儿疳积发热。

**应用：** 3～10 克。

**禁忌：** 外感风寒及血虚无热者忌服。

**贮藏：** 置通风干燥处，防蛀。

# 第四章

## 泻下药

　　泻下药能通利大便，排除积滞、水饮及其他有害物质，有的还能使实热下泄。适用于大便秘结、肠道积滞、实热内结及水肿停饮等里实证。泻下药可分为以下三大类别。

---

◎攻下药

◎润下药

◎峻下逐水药

# 芦荟 lú huì

芦荟气寒，杀虫消疳，癫痫惊搐，服之立安。

**鉴别选购：** 以色黑绿、质脆、有光泽、气味俱浓、熔后无杂质者为佳。

整体：呈不规则块状，常破裂为多角形，大小不一，遇热不熔化。有特异性臭气，味极苦。质轻而坚硬，不易破碎。

断面：粗糙或显麻纹。富吸湿性。

泻下药——攻下药

**混伪品：**

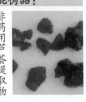

非药用芦荟提取物

来源于非药用芦荟的提取物，味淡或微苦，无药效。

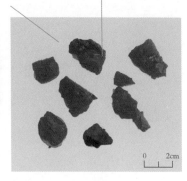

0        2cm

**性味归经：** 苦，寒。归肝、胃、大肠经。

**功能主治：** 清肝热，通便，杀虫疗疳。用于便秘，小儿疳积，惊风；外治湿癣。

**应用：** 2～5克。宜入丸散。外用适量，研末敷患处。

**禁忌：** 孕妇慎用。

# 大黄 dà huáng

大黄苦寒，实热积聚，蠲痰润燥，疏通便闭。

**鉴别选购：** 以质坚实、断面显锦纹、稍有油性、气清香、味苦而微涩、嚼之发黏者为佳。

整体：不规则的厚片或小方块。气清香，味苦而微涩，嚼之粘牙，有沙粒感。

表面：片面或块面黄棕色或淡红棕色，具有锦纹。

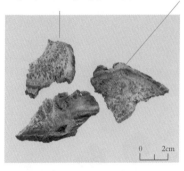

混伪品：

河套大黄

呈类圆锥形，外表红棕色、黄褐色。

0  2cm

**性味归经：** 苦，寒。归脾、胃、大肠、肝、心包经。

**功能主治：** 泻热通肠，凉血解毒，逐瘀通经。用于实热便秘；血热吐衄；痈肿疔疮；瘀血经闭，产后瘀阻，跌扑损伤；淋证，水肿；外治水火烫伤。

**应用：** 3 ～ 15 克。外用适量，研末敷于患处。

**禁忌：** 孕妇及月经期、哺乳期慎用。

# 芒硝 máng xiāo

芒硝软化便燥结，咽痛口疮及痈结。

**鉴别选购：** 以无色透明、呈结晶块状者为佳。

整体：棱柱状、长方形或不规
则块状或粒状。无色透明或类
白色半透明。质脆易碎。

断面：呈玻璃样光泽。

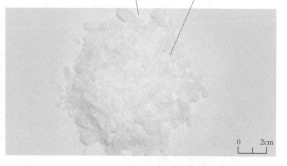

0 2cm

**性味归经：** 咸、苦，寒。归胃、大肠经。

**功能主治：** 泻热通便，润燥软坚，清火消肿。用于
实热便秘，大便燥结，积滞腹痛，肠痈肿痛；外治
乳痈，痔疮肿痛。

**应用：** 6～12 克；一般不入汤剂，待汤剂煎得后，
溶入汤剂中服用。外用适量。

**禁忌：** 孕妇慎用；不宜与硫黄、三菱同用。

**贮藏：** 密闭，在 30℃ 以下保存，防风化。

# 番泻叶 fān xiè yè

番泻叶寒，食积可攻，肿胀皆逐，便秘能通。

泻下药—攻下药

**鉴别选购：**以叶形狭尖、片大、完整、色绿、梗少、无泥沙者为佳。

整体：呈卵状披针形或线状披针形，多完整平坦，全缘；叶端急尖，叶基稍不对称。叶脉稍隆起，革质。

表面：上表面黄绿色，下表面浅黄绿色，两面均有稀毛茸。

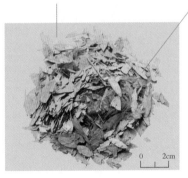

0    2cm

**混伪品：**

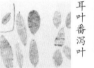

耳叶番泻叶

外观呈长椭圆形或倒卵形，闻之气微，无真品的特异味道。

**性味归经：**甘、苦，寒。归大肠经。

**功能主治：**泻热行滞、通便，利水。用于热结积滞，便秘腹痛，水肿胀满。

**应用：**2～6克；入煎剂宜后下，或开水泡服。

**禁忌：**孕妇及哺乳期、月经期慎用。

# 郁李仁 yù lǐ rén

> 郁李仁酸，破血润燥，消肿利便，关格通导。

**鉴别选购：** 以粒饱满、完整、色黄白者为佳。

整体：呈卵形，圆端中央有深色合点。

断面：平坦，呈淡黄白色至黄白色，略显粉性。

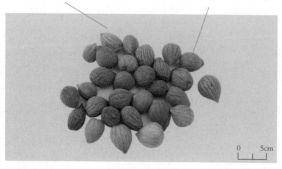

0　　5cm

泻下药——润下药

**性味归经：** 辛、苦、甘，平。归脾、大肠、小肠经。

**功能主治：** 润燥滑肠，通便，下气，利水。用于津枯肠燥，食积气滞，腹胀便秘；水肿，脚气，小便不利。

**应用：** 6 ～ 10 克。

**禁忌：** 孕妇慎用。

**贮藏：** 置阴凉干燥处，防蛀。

# 火麻仁 huǒ má rén

火麻味甘，下乳催生，润肠通结，小水能行。

**鉴别选购：** 以种仁乳白色者为佳。

整体：种仁呈扁圆形，乳白色，富油性。去壳时常破碎成两半或成碎粒。

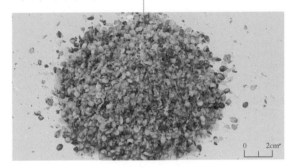

0    2cm

**性味归经：** 甘，平。归脾、胃、大肠经。
**功能主治：** 润肠通便。用于血虚津亏，肠燥便秘。
**应用：** 10～15 克。
**禁忌：** 脾肾不足之便溏、带下，肾虚阳痿、遗精者以及孕妇慎服。
**贮藏：** 置阴凉干燥处，防热，防蛀。

# 巴豆霜 bā dòu shuāng

巴豆辛热，除胃寒积，破癥消痰，大能通利。

**鉴别选购：** 以粒度均匀、显油性、疏松、色淡黄粉末者为佳。

整体：为粒度均匀、疏松的淡黄色粉末，显油性。

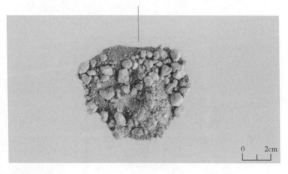

0     2cm

泻下药——峻下逐水药

**性味归经：** 辛，热；有大毒。归胃、大肠经。

**功能主治：** 峻下冷积，逐水退肿，豁痰利咽；外用蚀疮。用于寒积便秘，小儿乳食停滞，腹水臌胀，二便不通，喉风，喉痹；外治痈肿脓成不溃，疥癣恶疮，疣痣。

**应用：** $0.1 \sim 0.3$ 克，多入丸散用。外用适量。

**禁忌：** 孕妇禁用；不宜与牵牛子同用。

# 甘遂 gān suí

甘遂苦寒，破癥消痰，面浮肿胀，利水能安。

**鉴别选购：** 以肥大、质坚、色洁白、连珠形、质细腻、粉性足者为佳。

整体：呈椭圆形、长圆柱形或连珠形。质脆，易折断。

表面：类白色或黄白色，凹陷处有棕色外皮残留。

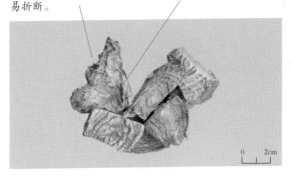

0    2cm

泻下药——峻下逐水药

**性味归经：** 苦，寒；有毒。归肺、肾、大肠经。

**功能主治：** 泻水逐饮，消肿散结。用于水肿胀满，胸腹积水，痰饮积聚，气逆喘咳，二便不利，风痰癫痫，痈肿疮毒。

**应用：** 0.5～1.5克；炮制后多入丸散用。外用适量，生用。

**禁忌：** 孕妇忌用；不宜与甘草同用。

# 京大戟 jīng dà jǐ

大戟苦寒，消水利便，腹胀癥坚，其功瞑眩。

**鉴别选购：** 以条粗、断面色白者为佳。

**整体：** 呈不规则长圆形或圆形厚片。质坚硬。

**表面：** 片面类白色或淡黄色，纤维性。周边灰棕色或棕褐色。

**混伪品：**

绵大戟

外观呈纺锤形、圆锥形或长圆柱形，味淡，嚼之发黏。

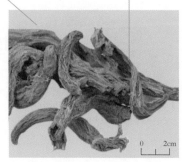

0 2cm

泻下药——峻下逐水药

**性味归经：** 苦，寒；有毒。归肺、脾、肾经。

**功能主治：** 泻水逐饮，消肿散结。用于水肿胀满，痰饮积聚，气逆喘咳，二便不利，胸腹积水，痈肿疮毒，瘰疬痰核。

**应用：** 1.5～3克；入丸散服，每次1克；内服醋制用。外用适量，生用。

**禁忌：** 孕妇禁用。

**贮藏：** 置干燥处，防蛀。

# 芫花 yuán huā

> 芫花寒苦，能消胀蛊，利水泻湿，止咳痰吐。

**鉴别选购：** 以花蕾多而整齐、淡紫色者为佳。

整体：呈弯曲或稍压扁的棒槌状。

表面：淡紫色或灰绿色，密被短绒毛，质软。

泻下药——峻下逐水药

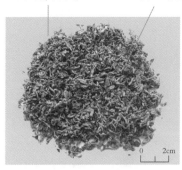

混伪品：

河朔芫花

花为单被花，即无花萼、花冠之分。

0    2cm

**性味归经：** 苦、辛，温；有毒。归肺、脾、肾经。

**功能主治：** 泻水逐饮，祛痰止咳；外用杀虫疗疮。用于水肿胀满，胸腹积水，痰饮积聚，气逆喘咳，二便不利；外治疥癣秃疮，冻疮，痈肿。

**应用：** 1.5～3克；醋芫花研末吞服，一次0.6～0.9克，一日1次。外用适量。

**禁忌：** 孕妇禁用；不宜与甘草同用。

# 牵牛子 qiān niú zǐ

牵牛苦寒，利水消肿，蛊胀痃癖，散滞除壅。

**鉴别选购：** 以身干、籽粒充实饱满、无果皮等杂质者为佳。

整体：似橘瓣状。质硬。

表面：灰黑色（黑丑）或淡黄色（白丑）。

背面：有一条浅纵沟，腹面棱线的下端有一点状种脐，微凹。

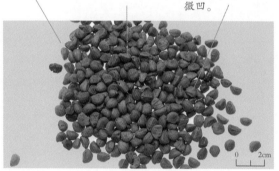

0　　2cm

**性味归经：** 苦，寒；有毒。归肺、肾、大肠经。

**功能主治：** 泻水通便，消痰涤饮，杀虫攻积。用于水肿胀满，二便不通，痰饮积聚，气逆喘咳，虫积腹痛。

**应用：** 3～6克；入丸散服，每次1.5～3克。

**禁忌：** 孕妇禁用；不宜与巴豆、巴豆霜同用。

117

# 商陆 shāng lù

> 商陆辛甘，赤白各异，赤者消风，白利水气。

**鉴别选购：** 以片大、色白、有粉性、两面环纹明显者为佳。

整体：大小厚薄不一的横切或纵切的块片。质坚硬。

切面：浅黄棕色或黄白色。横切面弯曲不平，边缘皱缩，具多数同心环状突起，习称"罗盘纹"；纵切片弯曲或卷曲，凸凹不平。

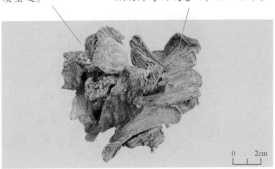

0 ⊢ 2cm

**性味归经：** 苦，寒；有毒。归肺、脾、肾、大肠经。

**功能主治：** 逐水消肿，通利二便；外用解毒散结。用于水肿胀满，二便不利；外用治痈肿疮毒。

**应用：** 3～9克。外用适量，煎汤熏洗。

**禁忌：** 孕妇禁用。

# 第五章

## 祛风湿药

凡以祛除风湿，解除痹痛为主要作用的药物，称祛风湿药。本类药物能祛除留着于肌表、经络的风湿，其中部分药还分别具有舒筋、通络、止痛及强筋骨等作用。适用于风湿痹痛、筋脉拘急、麻木不仁、半身不遂、腰膝酸痛、下肢痿弱等证。祛风湿药可分为以下三大类别。

◎祛风寒湿药

◎祛风湿热药

◎祛风湿强筋骨药

# 樟木 zhāng mù

樟木味辛，祛风散寒，温中理气，活血通络。

**鉴别选购：** 以块大、完整、香气浓郁者为佳。

整体：呈不规则的刨花样薄片 表面：片面或块面
或小块，质重而硬。有强烈的 赤棕色至暗棕色。
樟脑香气，尝之有清凉感。

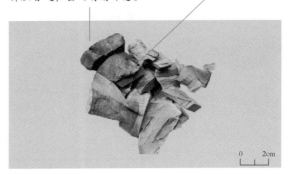

0   2cm

**性味归经：** 辛，温。归肝、脾、肺经。

**功能主治：** 祛风湿，行气血，利关节。用于心腹胀痛，
脚气，痛风，疥癣，跌扑损伤。

**应用：** 9～15克。外用适量，煎水熏洗。

**禁忌：** 孕妇忌用。

**贮藏：** 置阴凉干燥处，防潮。

# 木瓜 mù guā

木瓜味酸，湿肿脚气，霍乱转筋，足膝无力。

**鉴别选购：** 以个大、质坚实、色紫红、皮皱、味酸者为佳。

整体：类月牙形的薄片。
质硬。

表面：显红棕色，周边皱缩。

**混伪品：**

光皮木瓜

表面有极细的皱纹，呈红棕色，果肉较厚。

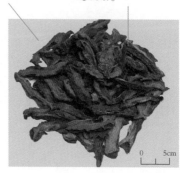

0    5cm

**性味归经：** 酸，温。归肝、脾经。

**功能主治：** 舒筋活络，和胃化湿。用于湿痹拘挛，腰膝关节酸重疼痛，暑湿吐泻，转筋挛痛，脚气水肿。

**应用：** 6～9克。

**禁忌：** 湿热偏盛、小便淋闭者慎服。

**贮藏：** 置阴凉干燥处，防霉，防蛀。

# 独活 dú huó

独活辛苦，颈项难舒，两足湿痹，诸风能除。

**鉴别选购**：以条粗壮、油润、香气浓者为佳。

整体：类圆形的薄片。质柔韧。具特异香气。

表面：片面黄白色至黄棕色，有多数棕色油室，显棕色环纹；周边灰褐色或棕褐色。

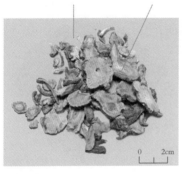

0    2cm

**混伪品**：

香独活

根呈类圆柱状，略弯曲，表面棕褐色或灰棕色。

**性味归经**：辛、苦，微温。归肾、膀胱经。

**功能主治**：祛风除湿，通痹止痛。用于风寒湿痹，腰膝疼痛，少阴伏风头痛，风寒挟湿头痛。

**应用**：3～10克。

**禁忌**：阴虚血燥者慎服。

**贮藏**：置干燥处，防霉，防蛀。

# 威灵仙 wēi líng xiān

威灵苦温，腰膝冷痛，消痰痃癖，风湿皆用。

**鉴别选购：** 以条长、断面皮部灰黄色、木部黄白色、质坚实者为佳。

整体：圆柱形小段或不规则厚片。质硬。

表面：断面皮部灰黄色、木部黄白色，有空隙，周边外皮棕褐色或棕黑色。

祛风湿药——祛风寒湿药

混伪品：

棉团铁线莲

表面黑褐色，断面无黄白色的木部，木部无呈四方形的特征。

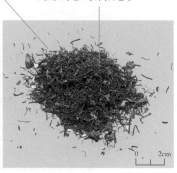

0    2cm

**性味归经：** 辛、咸，温。归膀胱经。

**功能主治：** 祛风除湿，通络止痛。用于风湿痹痛，肢体麻木，筋脉拘挛，屈伸不利。

**应用：** 6 ～ 10 克。

**禁忌：** 气虚血弱、无风寒湿邪者忌服。

**贮藏：** 置干燥处。

# 蚕沙 cán shā

蚕沙性温，湿痹瘾疹，瘫风肠鸣，消渴可饮。

**鉴别选购：** 以粒大、色黑、无杂质者为佳。

整体：颗粒状六棱形，长约0.3厘米。质坚脆，易碎。

表面：黑褐色，粗糙，凸凹不平，有六条明显的纵沟及横向浅沟纹。

顶面：等六棱形，两端较平坦。

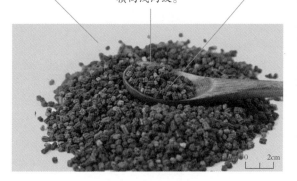

**性味归经：** 甘、辛，温。归肝、脾经。

**功能主治：** 祛风除湿，活血定痛。用于风湿痹痛，关节不遂，皮肤不仁，腰腿冷痛，风疹瘙痒，头风头痛，吐泻腹痛，胸脘痞闷，烦躁不安。

**应用：** 10～15克。

**禁忌：** 血不养筋、手足不遂者禁服。

# 徐长卿 xú cháng qīng

刁竹辛温，药有小毒，解毒消肿，通络止痛。

**鉴别选购：** 以香气浓者为佳。

整体：圆柱形
段。质脆。具
丹皮香气。

表面：淡褐色或
淡棕黄色，具细
微的皱纹。

切断面：黄白
色，粉性。

**混伪品：**

白薇

根茎呈圆柱形，
表面黄棕色至棕
色，质脆，易折断，
断面平坦。

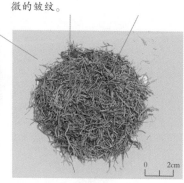

0    2cm

**性味归经：** 辛，温。归肝、胃经。

**功能主治：** 祛风化湿，止痛止痒。用于风湿痹痛，
胃痛胀满，牙痛，腰痛，跌扑损伤；荨麻疹，湿疹，
风疹。

**应用：** 3～12克；入汤剂宜后下。

**禁忌：** 体弱者慎服。

125

# 海风藤 hǎi fēng téng

*海风藤辛，痹证宜用，除湿祛风，通络止痛。*

**鉴别选购：** 以身干、条粗壮、均匀、不脱皮、香气浓者为佳。

**整体：** 呈不规则的扁圆形厚片。体轻，质脆。

**表面：** 片面有灰黄色与灰白色相间排列的放射状纹理。边缘小洞成环，中心髓部灰褐色。周边灰褐色或褐色，有纵向棱状纹理。

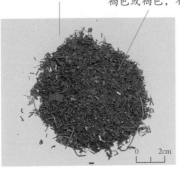

0 ____ 2cm

**混伪品：**

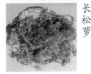

长松萝

呈丝状，缠绕成团，水泡展开观察，形如蜈蚣。气微，味微酸。

**性味归经：** 辛、苦，微温。归肝经。

**功能主治：** 祛风湿，通经络，止痹痛。用于风寒湿痹，肢节疼痛，筋脉拘挛，屈伸不利。

**应用：** 6～12克。

**禁忌：** 阴虚火旺者慎服。

**贮藏：** 置通风干燥处。

126

# 伸筋草  shēn jīn cǎo

> 伸筋草温，祛风止痛，通络舒筋，痹痛宜用。

**鉴别选购：** 以无臭、味淡、茎长、黄绿色者为佳。

整体：呈段状，茎、叶混合。茎细圆柱状，弯曲，表面黄绿色，质韧。切断面浅黄色，中央有白色木心。叶密生茎上，螺旋状排列，皱缩弯曲，线形或针形，黄绿色至浅黄棕色，无毛，先端芒状，全缘，易碎断。

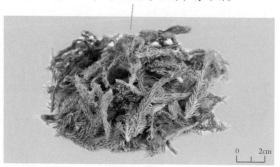

0    2cm

祛风湿药——祛风寒湿药

**性味归经：** 微苦、辛，温。归肝、脾、肾经。
**功能主治：** 祛风除湿，舒筋活络。用于关节酸痛，屈伸不利。
**应用：** 3～12 克；或浸酒用。
**禁忌：** 孕妇及出血过多者忌服。

# 川乌 chuān wū

川乌大热，搜风入骨，湿痹寒痛，破积之物。

**鉴别选购：** 以个大、质坚实、形成层环纹明显者为佳。

生川乌：
整体呈不规则的圆锥形，稍弯曲，顶端常有残茎。质坚实。气微，味辛辣、麻舌。断面类白色或浅灰黄色，形成层环纹呈多角形。

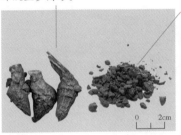

制川乌：
整体为不规则或长三角形的片。表面黑褐色或黄褐色，有灰棕色形成层环纹，体轻，质脆，断面有光泽。气微，微有麻舌感。

**性味归经：** 辛、苦，热；有大毒。归心、肝、肾、脾经。

**功能主治：** 祛风除湿，温经止痛。用于风寒湿痹，关节疼痛，心腹冷痛，寒疝作痛及麻醉止痛。

**应用：** 1.5～3克。一般炮制后用。

**禁忌：** 生品内服宜慎；孕妇禁用；不宜与半夏、瓜蒌、瓜蒌子、瓜蒌皮、天花粉、川贝母、浙贝母、平贝母、伊贝母、湖北贝母、白蔹、白及同用。

# 金钱白花蛇 jīn qián bái huā shé

花蛇温毒，瘫痪㖞斜，大风疥癞，诸毒称佳。

**鉴别选购：** 以身干、头尾齐全、有花斑蚊、有光泽者为佳。

整体：呈圆盘状。头盘在中间，尾细，口腔内上颌骨前端有毒沟牙 1 对。气微腥，味微咸。

背部：黑白相间，白环纹在背部宽 1～2 行鳞片，背鳞细密。

**混伪品：**

赤链蛇

赤链蛇染色后加工，腹部相差明显，无黑白环纹线或纹线不清。

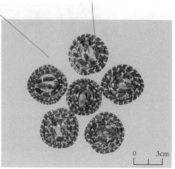

0    3cm

祛风湿药——祛风寒湿药

**性味归经：** 甘、咸，温；有毒。归肝经。

**功能主治：** 祛风，通络，止痉。用于风湿顽痹，麻木拘挛，中风口眼㖞斜，半身不遂，抽搐痉挛，破伤风，麻风疥癣。

**应用：** 2～5 克；研粉吞服 1～1.5 克。

**禁忌：** 阴虚血少及内热生风者禁服。

# 蕲 蛇 qí shé

蕲蛇祛风善止痉，顽痹麻风破伤风。

**鉴别选购：** 以条大、头尾齐全、花纹斑块明显者为佳。

整体：呈小段状，表面黑褐色或浅棕色，有鳞片痕。近腹部灰白色，内面腹壁黄白色，可见脊椎骨或肋骨。气腥，味微咸。

祛风湿药——祛风寒湿药

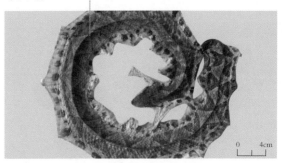

0    4cm

**性味归经：** 甘、咸，温；有毒。归肝经。

**功能主治：** 祛风，通络，止痉。用于风湿顽痹，麻木拘挛，中风口眼㖞斜，半身不遂，抽搐痉挛，破伤风，麻风，疥癣。

**应用：** 3～9克；多入丸散酒剂。

**禁忌：** 蕲蛇过敏者禁用。

# 乌梢蛇

wū shāo shé

乌梢蛇平，无毒性善，功同白花，作用较缓。

**鉴别选购：**以身干、头尾完整、皮黑褐色、肉色黄白、脊背有棱、质坚实者为佳。

整体：呈段状，长约30毫米。质坚硬。气腥，味淡。

表面：乌黑色，脊部高耸呈屋脊状。

切断面：黄白色或灰棕色。

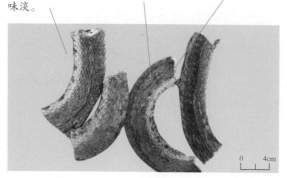

0    4cm

祛风湿药——祛风寒湿药

**性味归经：**甘，平。归肝经。

**功能主治：**祛风，通络，止痉。用于风湿顽痹，麻木拘挛，中风口眼㖞斜，半身不遂，抽搐痉挛，破伤风，麻风疥癣，瘰疬恶疮。

**应用：**煎汤，6～12克；研末，1.5～3克。

**禁忌：**血虚生风者慎服；忌犯铁器。

# 油松节 yóu sōng jié

松节苦温，燥湿祛风，筋骨酸痛，用之有功。

**鉴别选购：** 以色红棕、油性足者为佳。

整体：呈不规则的小碎块。质坚硬，显油性。有松节油香气，味微苦。

片面：红棕色，中心淡棕色，周边深棕色而油润。

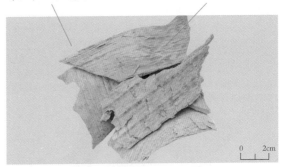

0    2cm

**性味归经：** 苦、辛，温。归肝、肾经。

**功能主治：** 祛风除湿，通络止痛。用于风寒湿痹，历节风痛，转筋挛急，跌打伤痛。

**应用：** 9～15克。外用适量。

**禁忌：** 阴虚血燥者慎用。

**贮藏：** 贮阴凉干燥处。

# 青风藤 qīng fēng téng

青风藤有辛苦平，归肝脾经祛风湿，
通经络又利小便，风湿痹证脚气水。

**鉴别选购：** 以体轻，质硬而脆、易折断、气微、味
苦者为佳。

整体：片面灰黄色或浅灰棕色，木部有放射状纹理，习
称"车轮纹"其间具有多数小孔。髓部淡黄白色，周边
绿褐色或棕褐色。体轻，质硬而脆。气微，味苦。

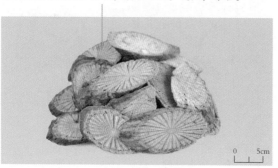

0    5cm

**性味归经：** 苦、辛，平。归肝、脾经。

**功能主治：** 祛风湿，通经络，利小便。用于风湿痹痛，
关节肿胀，麻痹瘙痒。

**应用：** 内服：6～12克，浸酒或熬膏。外用：煎水洗。

**禁忌：** 脾胃虚寒者慎服。

**贮藏：** 贮干燥处。

# 防己 fáng jǐ

防己气寒，风湿脚痛，热积膀胱，消痈散肿。

**鉴别选购：** 以质坚实、粉性足者为佳。

整体：圆形或破碎的厚片，周边色较深。

切面：灰白色，粉性，有稀疏的放射状纹理。

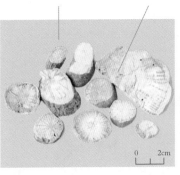

0    2cm

**混伪品：**

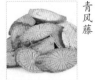

青风藤

片面灰黄色或浅灰棕色，有多数小孔。

**性味归经：** 苦，寒。归膀胱、肺经。

**功能主治：** 利水消肿，祛风止痛。用于水肿脚气，小便不利，湿疹疮毒，风湿痹痛。

**应用：** 5～10克。

**禁忌：** 阴虚而无湿热者慎服。

**贮藏：** 置干燥处，防霉，防蛀。

# 秦艽 qín jiāo

秦艽微寒，除湿荣筋，肢节风痛，下血骨蒸。

**鉴别选购：** 以条粗、质实、色棕黄、气味浓厚者为佳。

整体：不规则的类圆形厚片。质脆。

表面：黄白色至棕黄色，显油性；周边棕黄色至灰黄色，有纵向或扭曲的纵皱纹。

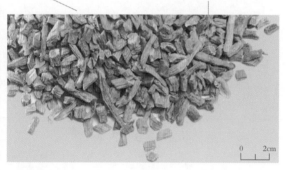

0　　2cm

祛风湿药——祛风湿热药

**性味归经：** 辛、苦，平。归胃、肝、胆经。

**功能主治：** 祛风湿，清湿热，止痹痛，退虚热。用于风湿痹痛，筋脉拘挛，骨节酸痛；中风半身不遂；湿热黄疸；骨蒸日晡潮热，小儿疳积发热。

**应用：** 3～10 克。

**禁忌：** 久痛虚羸、溲多、便滑者忌服。

# 豨莶草 xī xiān cǎo

豨莶草苦，追风除湿，聪耳明目，乌须黑发。

**鉴别选购：**以身干、叶多、质嫩、色较深绿者为佳。

整体：呈段片状，茎、叶、花混合。

茎：略呈方柱形，表面灰绿色、黄棕色或紫棕色。

叶片：多皱缩，卷曲，两面皆有白色柔毛。

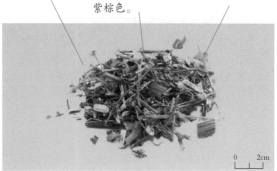

0    2cm

**性味归经：**辛、苦，寒。归肝、肾经。

**功能主治：**祛风湿，利关节，解毒。用于风湿痹痛，筋骨无力，腰膝酸软，四肢麻痹，半身不遂，风疹湿疮。

**应用：**9 ～ 12 克。外用适量。

**禁忌：**无风湿者慎服。

**贮藏：**置通风干燥处。

# 丝瓜络 <sub>sī guā luò</sub>

丝瓜络甘，通络行经，解毒凉血，疮肿可平。

**鉴别选购：** 以个大、完整、洁净、质韧、色淡黄白、无种子者为佳。

整体：为丝状维管束交织而成，多呈长棱形或长圆筒形，略弯曲，长 30 ~ 70cm，直径 7 ~ 10cm。表面淡黄白色。体轻，质韧，有弹性，不能折断。横切面可见子房 3 室，呈空洞状。气微，味淡。

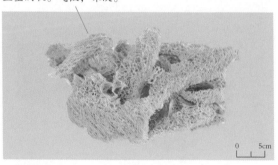

`0`    `5cm`

**性味归经：** 甘，平。归肺、胃、肝经。

**功能主治：** 祛风，通络，活血，下乳。用于痹痛拘挛，胸胁胀痛，乳汁不通，乳痈肿痛。

**应用：** 内服：5 ~ 12 克，煎汤。外用：适量，煅存性研末调敷。

**禁忌：** 寒嗽、寒痰者慎用。

# 络石藤 luò shí téng

络石微寒，经络能通，祛风止痛，凉血消痈。

**鉴别选购：** 以身干条匀、叶多、色绿、无杂质为佳。

整体：呈不规则的短片。茎：圆柱状小段，稍弯曲；表面棕褐色，有细纵纹，有的段有膨大的茎节。质硬。

叶：多卷缩破碎，完整的呈椭圆形，或卵状披针形；上表面暗绿色或棕绿色，下表面色较淡，革质。

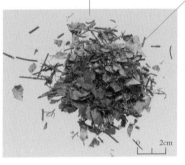

0    2cm

**混伪品：**

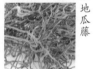

地瓜藤

干燥的茎枝表面为棕褐色，折断面为黄白色，口尝味淡无苦味。

**性味归经：** 苦，微寒。归心、肝、肾经。

**功能主治：** 祛风通络，凉血消肿。用于风湿热痹，筋脉拘挛，腰膝酸痛，喉痹，痈肿，跌扑损伤。

**应用：** 6～12 克。

**禁忌：** 畏寒易泄者勿服。

138

# 桑枝 sāng zhī

> 桑枝苦平，通络祛风，痹痛拘挛，脚气有功。

**鉴别选购：** 以身干、枝细质嫩、断面色黄白、嚼之发黏者为佳。

整体：大小不一的长椭圆形厚片。质坚韧。

片面：木部黄白色呈放射状纹理，髓部白色或黄白色；周边灰黄色或黄褐色。

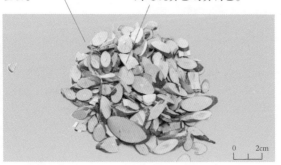

0    2cm

**性味归经：** 微苦，平。归肝经。

**功能主治：** 祛风湿，利关节。用于肩臂、关节酸痛麻木，风湿痹病。

**应用：** 9～15克。

**禁忌：** 孕妇忌服。

**贮藏：** 置干燥处。

# 海桐皮 hǎi tóng pí

*海桐皮苦，霍乱久痢，疳匿疥癣，牙痛亦治。*

**鉴别选购：** 以皮张大、钉刺多者为佳。

整体：呈丝片状，宽 0.3 ~ 0.5 厘米。质硬而韧。

表面：外表面淡棕色或灰棕色，有纵凹纹及黄色皮孔；内表面黄棕色或红棕色，较平坦，有细密网纹。

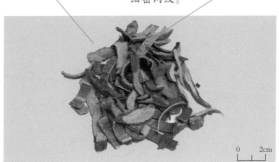

0    2cm

**性味归经：** 苦，平。归肝经。

**功能主治：** 祛风除湿，通络止痛。用于腰膝肩臂疼痛；外治皮肤湿疹。

**应用：** 3 ~ 9 克。

**禁忌：** 血虚者不宜服用。

# 桑寄生 sāng jì shēng

> 桑上寄生，风湿腰痛，安胎止崩，疮疡亦用。

**鉴别选购：** 以外皮棕褐色、条匀、细嫩、叶多者为佳。

整体：呈大小不一的圆形厚片。嫩枝有的可见棕褐色茸毛，质坚硬。叶片成丝状或碎片，黄褐色，革质。

片面：木部浅红棕色，皮部红棕色；周边红褐色或灰褐色，具细纵纹。

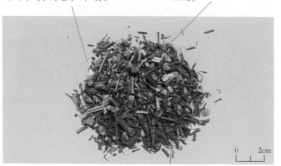

0 —— 2cm

**性味归经：** 苦、甘，平。归肝、肾经。

**功能主治：** 补肝肾，强筋骨，祛风湿，安胎元。用于风湿痹痛，腰膝酸软，筋骨无力；崩漏经多，妊娠漏血，胎动不安；头晕目眩。

**应用：** 9～15克。

**禁忌：** 尚不明确。

**贮藏：** 置干燥处，防蛀。

# 五加皮 wǔ jiā pí

五加皮温，祛痛风痹，健步坚筋，益精止沥。

**鉴别选购：** 以粗长、皮厚、气香、无木心者为佳。

祛风湿药——祛风湿强筋骨药

整体：呈不规则的小段。体轻，质脆。

表面：外表面灰褐色，有横向皮孔及纵皱纹；内表面淡黄色或灰黄色，有细纵纹。

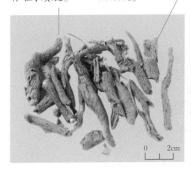

0    2cm

**混伪品：**

香加皮

萝摩科植物杠柳的干燥根皮，呈卷筒状或槽状。

**性味归经：** 辛、苦，温。归肝、肾经。

**功能主治：** 祛风湿，补肝肾，强筋骨，利水消肿。用于风湿痹痛；筋骨痿软，小儿行迟，体虚乏力；水肿，脚气。

**应用：** 5～10克。

**禁忌：** 阴虚火旺者慎服。

# 千年健 qiān nián jiàn

千年健温，除湿祛风，强筋健骨，痹痛能攻。

**鉴别选购**：以条大、质硬、色红棕、香气浓者为佳。

整体：不规则圆形薄片，质坚而韧。气芳香特异。

表面：外表皮粗糙，黄棕色至红棕色，具多数扭曲的深纵沟纹。

切面：红褐色，有众多黄色的硬质纤维束，有的呈针刺状，故俗名"一包针"。

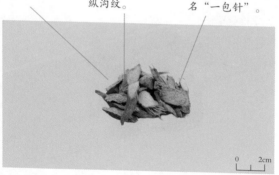

0    2cm

**性味归经**：苦、辛，温。归肝、肾经。

**功能主治**：祛风湿，健筋骨。用于风寒湿痹，腰膝冷痛，下肢拘挛麻木，筋骨痿软。

**应用**：5～10克。

**禁忌**：阴虚内热者忌用。

**贮藏**：置阴凉干燥处。

# 狗脊 gǒu jǐ

狗脊味甘，酒蒸入剂，腰背膝痛，风寒湿痹。

**鉴别选购：** 以片厚薄均匀、坚实无毛、不空心者为佳。

整体：呈不规则的长块状，质坚硬，不易折断。无臭，味淡、微涩。

表面：深棕色，残留金黄色绒毛。

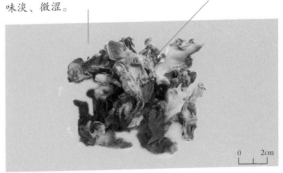

0    2cm

**性味归经：** 苦、甘，温。归肝、肾经。

**功能主治：** 祛风湿，补肝肾，强腰膝。用于风湿痹痛，腰膝酸软，下肢无力。

**应用：** 6～12克。

**禁忌：** 阴虚有热、小便不利者慎服。

**贮藏：** 置通风干燥处，防潮。

# 雪莲花 xuě lián huā

甘温助阳雪莲花，风寒湿痹功效佳，
补肾壮阳阳痿疗，调经又治崩漏下。

**鉴别选购**：以花头大、花色白亮而有淡淡光泽、根深褐色者为佳。

大苞雪莲花：茎粗壮，基部残存密集棕褐色叶片；头状花序顶生，总苞片卵形叶状，近似膜质，呈白色或淡绿黄色；花棕紫色，全为管状花；瘦果刺毛状。

祛风湿药——祛风湿强筋骨药

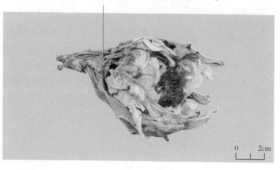

0    2cm

**性味归经**：甘、微苦，温。归肝、脾、肾经。

**功能主治**：除寒，壮阳，调经，止血。用于阳痿，腰膝软弱；妇女崩漏带下，月经不调；风湿性关节炎，外伤出血。

**应用**：内服：煎汤，9～12克；或浸酒。外用：捣敷。

**禁忌**：孕妇忌服。

# 第六章 化湿药

凡是气味芳香，具有化湿运脾作用的药物，称为化湿药。脾恶湿而喜燥，湿浊内阻中焦，则脾胃运化失常。化湿药辛香温燥，能疏畅气机，宣化湿浊，健脾醒胃，适用于脾为湿困、运化失职而致的脘腹痞满、呕吐泛酸、大便溏薄、食少体倦、口甘多涎、舌苔白腻等证。本章精选部分常用化湿药。

# 厚朴花 hòu pò huā

厚朴花温，味辛微苦，行气宽中，开郁化湿。

**鉴别选购：** 以含苞未放、身干、完整、柄短、色棕红、香气浓者为佳。

横切面：呈长圆锥形，红棕色至棕褐色。质脆，易破碎。气香，味淡。

断面：淡黄白色，粉性。

花梗：长0.5～2厘米，密被灰黄色绒毛。

**混伪品：**

洋玉兰花

外表面红棕色至棕褐色，花瓣排列紧密，花头完整。气香，味淡。

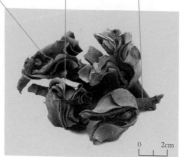

0    2cm

化湿药

**性味归经：** 苦，微温。归脾、胃经。

**功能主治：** 芳香化湿，理气宽中。用于脾胃湿阻气滞，胸脘痞闷胀满，纳谷不香。

**应用：** 3～9克。

**禁忌：** 阴虚液燥者忌用。

**贮藏：** 置干燥处，防霉，防蛀。

# 苍术 cāng zhú

苍术苦温，健脾燥湿，发汗宽中，更祛痹疲。

**鉴别选购**：以质坚实、断面朱砂点多、香气浓者为佳。

整体：类圆形或条形厚片，边缘不整齐。质坚实。

表面：片面黄白色或灰白色，散有多数橙黄色或棕红色的油室（朱砂点），有的可析出白色针状结晶（习称"起霜"）；周边灰棕色至黑棕色。

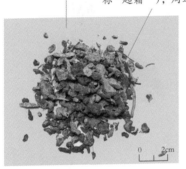

0  2cm

**混伪品：**

关苍术

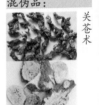

切面上没有棕红色的油室。

**性味归经**：辛、苦，温。归脾、肾、肝经。

**功能主治**：燥湿健脾，祛风散寒，明目。用于脘腹胀满，湿阻中焦，水肿，泄泻；脚气痿躄，风湿痹痛；风寒感冒；夜盲，眼目昏涩。

**应用**：3～9克。

**禁忌**：尚不明确。

148

# 厚朴 hòu pò

厚朴苦温，消胀泄满，痰气下利，其功不缓。

**鉴别选购：** 以皮厚肉细、内色深紫、油性大、香气浓、咀嚼无残渣者为佳。

整体：呈弯曲的丝条状或单、双卷筒状。气香，味辛辣，微苦。

表面：外表面灰褐色，内表面紫棕色或深紫褐色，较平滑，具细密纵纹，划之显油痕。

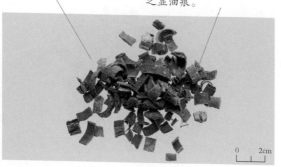

0    2cm

**性味归经：** 苦、辛，温。归脾、胃、肺、大肠经。

**功能主治：** 燥湿消痰，下气除满。用于湿滞伤中，脘痞吐泻，食积气滞，腹胀便秘，痰饮喘咳。

**应用：** 3～10克。

**禁忌：** 孕妇慎用。

# 广藿香  guǎng huò xiāng

藿香辛温，能止呕吐，发散风寒，霍乱为主。

**鉴别选购：** 以叶多、茎枝色绿、香气浓者为佳。

整体：呈不规则的小段，茎、叶混合。茎略呈方形，具特异香气。叶两面均被白色绒毛。

表面：灰褐色、灰黄色或带红棕色，被柔毛，髓部白色。

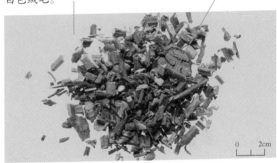

0   2cm

化湿药

**性味归经：** 辛，微温。归肺、脾、胃经。

**功能主治：** 芳香化浊，开胃止呕，发表解暑。用于湿浊中阻，脘痞呕吐，暑湿倦怠，胸闷不舒，寒湿闭暑，腹痛吐泻，鼻渊头痛。

**应用：** 3～10克；入汤剂不宜久煎。

**禁忌：** 阴虚火旺、邪实便秘者禁服。

# 佩兰 pèi lán

佩兰辛平，芳香辟秽，祛暑和中，化湿开胃。

**鉴别选购**：以身干、叶多不碎、色绿、茎少、质嫩、香气浓、无杂质者为佳。

整体：呈段状，茎、叶混合。质脆。　　叶：多皱缩破碎，绿褐色。　　茎：圆柱状，表面黄棕色或黄绿色。有的带紫色，有明显的节和纵棱线，切面髓部白色或中空。

混伪品：

泽兰

呈圆柱形，长短不等，表面黄绿色或黄棕色，质脆，易折断，气芳香，味微苦。

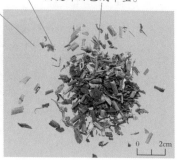

0  2cm

化湿药

**性味归经**：辛，平。归脾、胃、肺经。

**功能主治**：芳香化湿，醒脾开胃，发表解暑。用于湿浊中阻，脘痞呕恶，口中甜腻，口臭，多涎，暑湿表证，头胀胸闷，发热倦怠，少湿温初起。

**应用**：3～10克。

**禁忌**：阴虚、气虚者忌服。

# 砂仁 shā rén

砂仁性温，养胃进食，止痛安胎，通经破滞。

**鉴别选购：** 以身干、个大、坚实饱满、仁色棕红、气味浓厚者为佳。

整体：呈不规则的种子团，具三钝棱，中有白色隔膜，不规则多面体；质硬，胚乳灰白色。气芳香而浓烈。

表面：棕红色或暗褐色，有细皱纹。

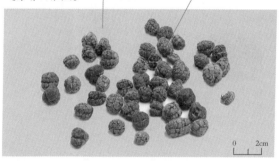

0    2cm

化湿药

**性味归经：** 辛，温。归脾、胃、肾经。

**功能主治：** 化湿开胃，温脾止泻，理气安胎。用于湿浊中阻，脘痞不饥，脾胃虚寒，呕吐泄泻，妊娠恶阻，胎动不安。

**应用：** 3～6克；入煎剂宜后下。

**禁忌：** 阴虚有热者忌服。

# 豆蔻 dòu kòu

白蔻辛温，能祛瘴翳，益气调元，止呕和胃。

**鉴别选购：** 以壳薄、个大饱满、无空皮者为佳。

整体：类球形，果皮体轻，质脆，易纵向裂开。种子呈不规则多面体。气芳香，味辛凉略似樟脑。

表面：黄白色至淡黄棕色，顶端有突起的柱基。

混伪品：

小豆蔻

呈长卵形，两端尖，表面乳白色或淡黄色，有细密的纵纹。气香而浊，质量较差。

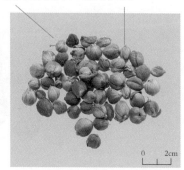

0    2cm

**性味归经：** 辛，温。归肺、脾、胃经。

**功能主治：** 化湿行气，温中止呕，开胃消食。用于湿浊中阻，不思饮食，胸腹胀痛，食积不消；湿温初起，胸闷不饥；寒湿呕逆。

**应用：** 3～6克；入煎剂宜后下。

**禁忌：** 阴虚内热，或胃火偏盛、口干口渴、大便燥结者忌服。

# 草豆蔻 cǎo dòu kòu

草蔻辛温，治寒犯胃，作痛呕吐，不食能食。

**鉴别选购：**以身干、个圆、均匀整齐、质坚实、无散碎者为佳。

整体：类球形的种子团，分成 3 瓣，每瓣有种子多数，粘连紧密，略光滑。

表面：灰褐色，中间有黄白色的隔膜。

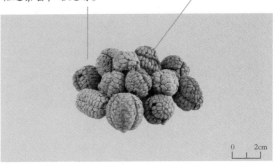

0     2cm

**性味归经：**辛，温。归脾、胃经。

**功能主治：**燥湿健脾，温胃止呕。用于寒湿内阻，脘腹胀满冷痛，嗳气呕逆，不思饮食。

**应用：**3～6 克。

**禁忌：**阴虚血燥者慎用。

**贮藏：**置阴凉干燥处。

# 草 果 cǎo guǒ

草果味辛，消食除胀，截疟逐痰，解瘟辟瘴。

**鉴别选购：** 以身干个大、颗粒均匀、饱满、色红棕、无破裂、气味浓者为佳。

整体：呈圆锥形多面体。质硬。有特异香气。

表面：红棕色，外被灰白色膜质的假种皮。

种脊：为一条纵沟，尖端有凹状的种脐。

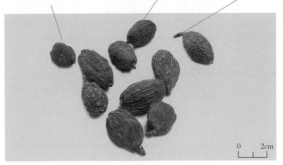

0    2cm

**性味归经：** 辛，温。归脾、胃经。

**功能主治：** 燥湿温中，除痰截疟。用于寒湿内阻，脘腹胀痛，痞满呕吐，疟疾寒热，瘟疫发热。

**应用：** 3～6克。

**禁忌：** 气虚或血亏、无寒湿实邪者忌服。

化湿药

155

# 第七章

## 利水渗湿药

　　凡能通利水道、渗泄水湿的药物称利水渗湿药。本类药物服后能使尿量增多，小便通畅，将体内蓄积的水湿从小便排泄，部分药物兼有清利湿热的作用。主要适用于小便不利、水肿、淋病、痰饮、湿温、黄疸、湿疮等水湿病症。利水渗湿药可分为以下三大类别。

◎利水消肿药
◎利尿通淋药
◎利湿退黄药

# 赤小豆 chì xiǎo dòu

赤小豆平，活血排脓，又能利水，退肿有功。

**鉴别选购：** 以体实、饱满、色紫红者为佳。

整体：呈长圆形而稍扁，一侧有线形突起的白色种脐，偏向一端，中间凹陷成纵沟，另侧有不明显的棱脊，质硬，不易破碎。

表面：紫红色，无光泽或微有光泽。

**混伪品：**

红豆

呈短圆柱形，两端较平截或钝圆，表面暗棕红色，有光泽，煮后变软。

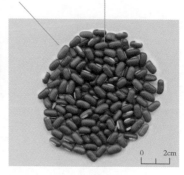

0 2cm

利水渗湿药——利水消肿药

**性味归经：** 甘、酸，平。归心、小肠经。

**功能主治：** 利水消肿，解毒排脓。用于水肿胀满，脚气浮肿，黄疸尿赤，风湿热痹，痈肿疮毒，肠痈腹痛。

**应用：** 9～30克。外用适量，研末调敷。

**禁忌：** 尚不明确。

# 茯苓 fú líng

茯苓味淡，渗湿利窍，白化痰涎，赤通水道。

**鉴别选购：** 以体重坚实、外皮色棕褐、无裂隙、断面色白细腻、嚼之粘牙力强者为佳。

利水渗湿药——利水消肿药

整体：体重，质坚实，富粉性。无臭、味淡，嚼之粘牙。

茯苓片：为去皮后切制的茯苓，呈不规则厚片，厚薄不一。表面白色、淡红色或淡棕色。

茯苓块：为去皮后切制的茯苓，呈立方块状或方块厚片，大小不一。

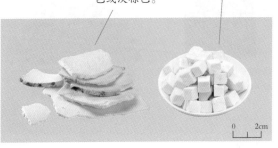

0    2cm

**性味归经：** 甘、淡，平。归心、肺、脾、肾经。

**功能主治：** 利水渗湿，健脾宁心。用于水肿尿少，痰饮眩悸，脾虚食少，便溏泄泻，心神不安，失眠。

**应用：** 10～15克。

**禁忌：** 肾虚多尿、虚寒滑精、气虚下陷、津伤口干者慎服。

# 猪苓 zhū líng

猪苓味淡，利水通淋，消肿除湿，多服损肾。

**鉴别选购：** 以个大、外皮色黑亮、断面色白、质密、体较重者为佳。

整体：类圆形、长圆形或不规则的厚片，体轻，质硬而韧。

表面：片面类白色或黄白色，略呈颗粒状。周边皱缩，呈不规则缺刻，黑色、灰黑色或棕黑色。

**混伪品：**

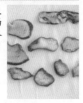

生晒参片

经硫酸镁浸泡增重，有刺舌感。

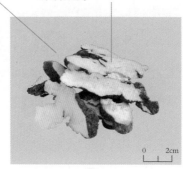

0    2cm

**性味归经：** 甘、淡，平。归肾、膀胱经。

**功能主治：** 利水渗湿。用于小便不利，水肿，泄泻，淋浊，带下。

**应用：** 6 ～ 12 克。

**禁忌：** 无水湿者忌服。

# 泽泻 zé xiè

泽泻苦寒，消肿止渴，除湿通淋，阴汗自遍。

**鉴别选购：** 以个大、质坚、色黄白、粉性足者为佳。

整体：呈圆形或椭圆形厚片。

表面：外表皮淡黄色至淡黄棕色，可见细小突起的须根痕。

切面：黄白色至淡黄色，粉性，有多数细孔。

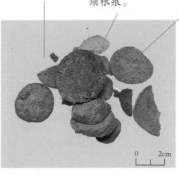

**混伪品：**

荆三棱

呈类圆形片状，表面灰白色，断面略平摊，气微、味淡、嚼之微辛。

**性味归经：** 甘、淡、寒。归肾、膀胱经。

**功能主治：** 利水渗湿，泄热，化浊降脂。用于小便不利，水肿胀满，泄泻尿少，痰饮眩晕，热淋涩痛。

**应用：** 6～10 克。

**禁忌：** 肾虚精滑者忌服。

# 薏苡仁 yì yǐ rén

薏苡味甘，专除湿痹，筋节拘挛，肺痈肺痿。

**鉴别选购：**以身干、粒大饱满、色白无破碎者为佳。

整体：呈宽卵形或长椭圆形，质坚实。背面圆凸，腹面有一条较宽而深的纵沟，米高大于宽。

表面：乳白色，光滑。一端钝圆，另端较宽而微凹。

**混伪品**

白高粱

外观近扁圆形或长圆形，表面乳白色或灰白色，口尝味微涩。

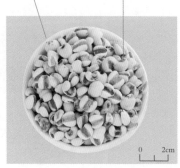

0  2cm

**性味归经：**甘、淡、凉。归脾、胃、肺经。

**功能主治：**利水渗湿，健脾止泻，除痹，排脓，解毒散结。用于水肿，脚气，小便不利；湿痹拘挛，脾虚泄泻；肺痈，肠痈；赘疣，癌肿。麸炒薏苡仁、炒薏苡仁多用于脾虚泄泻。

**应用：**9～30克。

**禁忌：**孕妇慎用。

161

# 冬瓜皮 dōng guā pí

冬瓜皮甘，淡而微寒，行水利尿，水肿自瘥。

**鉴别选购：** 以皮薄、条长、色灰绿、干燥、洁净者为佳。

**整体：** 呈丝状或不规则的碎块状，丝宽 0.6～1 厘米，多向内卷曲，体轻，质脆。

**表面：** 外表面灰绿色或黄白色，被有白霜；内表面较粗糙，有的可见筋脉状维管束。

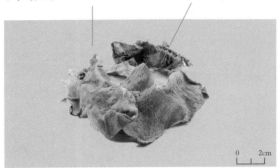

0    2cm

**性味归经：** 甘，凉。归脾、小肠经。

**功能主治：** 利尿消肿，清热解暑。用于水肿胀满，小便不利，暑热口渴，小便短赤。

**应用：** 9～30 克。

**禁忌：** 因营养不良而致之虚肿者慎用。

**贮藏：** 置干燥处。

# 通草  tōng cǎo

通草味甘，善治膀胱，消痈散结，能医乳房。

**鉴别选购：** 以条粗、质轻柔软、色白者为佳。

整体：呈圆柱状小段，体轻，质松软，稍有弹性。

表面：白色或淡黄色，有浅纵沟纹。

切断面：显银白色光泽，髓部中空或有半透明的薄膜。

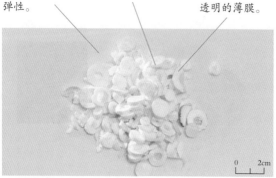

0 2cm

利水渗湿药——利尿通淋药

**性味归经：** 甘、淡，微寒。归肺、胃经。

**功能主治：** 清热利尿，通气下乳。用于湿热尿赤，淋病涩痛，水肿尿少，乳汁不下。

**应用：** 3～5克。

**禁忌：** 孕妇慎用。

**贮藏：** 置干燥处。

# 车前子 chē qián zǐ

> 车前子寒，溺涩眼赤，小便能通，大便能实。

**鉴别选购：** 以粒大、色黑、饱满充实者为佳。

整体：呈椭圆形、不规则长圆形或三角状长圆形，略扁，长约0.2厘米，宽约0.1厘米，质硬。

表面：黄棕色至黑褐色，有细皱纹，一面有灰白色凹点状种脐。

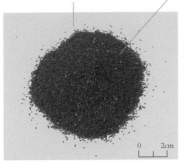

0    2cm

**混伪品：**

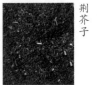

荆芥子

呈三棱柱状椭圆形，表面黄棕色至棕黑色，略光滑。

**性味归经：** 甘、微寒。归肝、肾、肺、小肠经。

**功能主治：** 清热利尿，渗湿通淋，明目，祛痰，止泻。用于水肿胀满，热淋涩痛，暑湿泄泻，目赤肿痛，痰热咳嗽。

**应用：** 9～15克；包煎。

**禁忌：** 凡内伤劳倦、阳气下陷、肾虚精滑及内无湿热者慎服。

164

# 滑石 huá shí

滑石沉寒，滑能利窍，解渴除烦，湿热可疗。

**鉴别选购：** 以色白、滑润、无杂质者为佳。

整体：白色或类白色、微细、无砂性的粉末，手摸有滑腻感。无臭，无味。

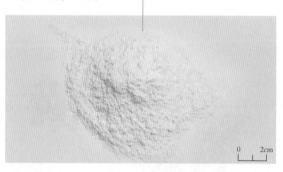

0    2cm

利水渗湿药——利尿通淋药

**性味归经：** 甘、淡，寒。归膀胱、肺、胃经。
**功能主治：** 利尿通淋，清热解暑；外用祛湿敛疮。用于热淋，石淋，尿热涩痛，暑湿烦渴，湿热水泻；外治湿疹，湿疮，痱子。
**应用：** 10～20 克。外用适量。
**禁忌：** 脾虚气弱、精滑、热病津伤者及孕妇慎服。
**贮藏：** 置干燥处。

# 石韦 shí wéi

> 石韦味苦，通利膀胱，遗尿或淋，发背疮痈。

**鉴别选购**：以叶厚、完整者为佳。

整体：呈丝条状。叶柄具四棱，略扭曲，有纵槽。叶片革质，硬而脆。

表面：上表面黄绿色或灰绿色，散布有黑色圆形小凹点，下表面密生红棕色星状毛，有的侧脉间布满棕色圆点状的孢子囊群。

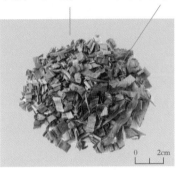

0    2cm

**混伪品：**

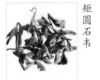

矩圆石韦

叶片呈矩圆形至卵状矩圆形，口尝味淡而微涩。

**性味归经**：甘、苦，微寒。归肺、膀胱经。

**功能主治**：利尿通淋，清热止咳，凉血止血。用于热淋，血淋，石淋，小便不通，淋沥涩痛；吐血，衄血，尿血，崩漏；肺热喘咳。

**应用**：6～12克。

**禁忌**：阴虚及无湿热者忌服。

# 海金沙 hǎi jīn shā

海金沙寒，淋病宜用，湿热可除，又善止痛。

**鉴别选购**：以色棕黄、质轻、手捻光滑者为佳。

整体：呈粉末状，棕黄色或浅棕黄色。质轻，手捻有光滑感，置手中易由指缝滑落。

**混伪品：**

石松子

淡黄色，质轻，无吸湿性。无臭无味。

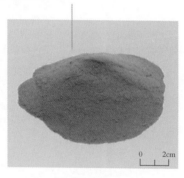

0    2cm

**性味归经**：甘、咸，寒。归膀胱、小肠经。

**功能主治**：清利湿热，通淋止痛。用于热淋，血淋，石淋，膏淋，尿道涩痛。

**应用**：6～15克；入汤剂宜包煎。

**禁忌**：肾水真阴不足之小便不利及诸淋者慎用。

# 绵萆薢 mián bì xiè

萆薢甘苦，风寒湿痹，腰背冷痛，添精益气。

**鉴别选购：** 以外皮黄棕色、切面灰白色、质疏松、易折断、气微、味微苦者为佳。

整体：不规则的斜切片，边缘不整齐，大小不一，厚0.2～0.5厘米。质疏松，略呈海绵状。

表面：黄棕色至黄褐色，有稀疏的须根残基，呈圆锥状凸起。

切面：灰白色至浅灰棕色，黄棕点状维管束散在。

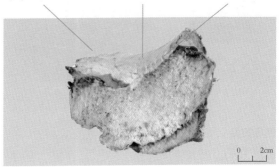

0    2cm

**性味归经：** 苦，平。归肾、胃经。

**功能主治：** 利湿去浊，祛风通痹。用于淋病白浊，白带过多，湿热疮毒，腰膝痹痛。

**应用：** 9～15克。

**禁忌：** 肾虚阴亏者禁服。

# 地肤子 di fū zǐ

地肤子寒，去膀胱热，皮肤瘙痒，除热甚捷。

**鉴别选购：** 以颗粒饱满、色灰绿者为佳。

整体：呈扁球状五角星形，外被宿存花被，周围具膜质小翅5枚。

表面：灰绿色或浅棕色。

背面：中心有微突起的点状果柄痕及放射状脉纹，可见膜质果皮，半透明。

**混伪品：**

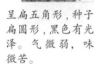

灰菜子

呈扁五角形，种子扁圆形，黑色有光泽。气微弱，味微苦。

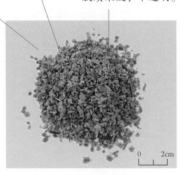

0    2cm

**性味归经：** 辛、苦，寒。归肾、膀胱经。

**功能主治：** 清热利湿，祛风止痒。用于小便不利，淋沥涩痛，阴痒带下，风疹，湿疹，皮肤瘙痒。

**应用：** 9 ~ 15 克。外用适量，煎汤熏洗。

**禁忌：** 恶螵蛸。

# 萹蓄

*biǎn xù*

萹蓄味苦，疗瘩痂痔，小儿蛔虫，女人阴蚀。

**鉴别选购：** 以身干、质嫩、叶多、色灰绿、无杂质者为佳。

整体：呈圆段状，茎、叶混合。

茎：呈圆柱形而略扁，节部稍膨大，有浅棕色膜质的托叶鞘，质硬。

表面：灰绿色或棕红色，有纵纹。

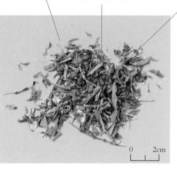

0　2cm

**混伪品：**

习见蓼

植株矮小，瘦果呈宽卵形，黑褐色，口尝味淡。

**性味归经：** 苦，微寒。归膀胱经。

**功能主治：** 利尿通淋，杀虫，止痒。用于热淋涩痛，小便短赤，皮肤湿疹，阴痒带下，虫积腹痛。

**应用：** 9～15克。外用适量，煎洗患处。

**禁忌：** 不宜多用，多服泄精气。

170

# 瞿麦 qú mài

瞿麦苦寒，专治淋病，且能堕胎，通经立应。

**鉴别选购：** 以身干、色黄绿、穗及叶多、无残根须、花未开放、无杂质者为佳。

整体：呈段片状，茎、叶、花、果混合。种子细小。

表面：浅绿色或黄绿色，光滑。

切断面：中空。

**混伪品：**

野燕麦果实

全体呈飞燕状。种子长圆形，两端略尖，表面浅黄棕色，皱缩。

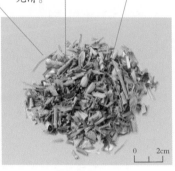

0 2cm

利水渗湿药——利尿通淋药

**性味归经：** 苦，寒。归心、小肠经。

**功能主治：** 利尿通淋，活血通经。用于热淋，血淋，石淋，小便不通，淋沥涩痛，月经闭止。

**应用：** 9～15克。

**禁忌：** 孕妇慎用。

# 灯心草 dēng xīn cǎo

灯草味甘，能运小水，癃闭成淋，湿肿为最。

**鉴别选购：** 以色白、条长、粗细均匀、有弹性者为佳。

整体：呈段状，细圆柱形。体轻，质软，略有弹性，易拉断。

表面：白色或淡黄白色，有细纵纹。

切断面：白色。

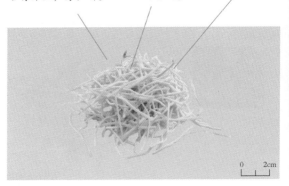

0  2cm

**性味归经：** 甘、淡，微寒。归心、肺、小肠经。

**功能主治：** 清心火，利小便。用于心烦失眠，尿少涩痛，口舌生疮。

**应用：** 1～3克。

**禁忌：** 虚寒者慎服。

**贮藏：** 置干燥处。

# 苘麻子 qīng má zǐ

苘麻子寒，滑胎易产，癃利小便，善通乳难。

**鉴别选购：** 以籽粒饱满、无杂质者为佳。

整体：呈三角状肾形，长 0.35～0.6厘米，宽0.25～0.45 厘米，厚0.1～0.2厘米。种皮坚硬，子叶2片，重叠折曲，富油性。

表面：灰黑色或暗褐色，有白色稀疏绒毛，凹陷处有类椭圆形圆状种脐，淡棕色，四周有放射状细纹。

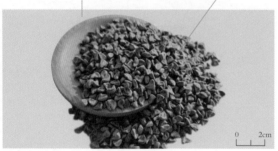

0    2cm

**性味归经：** 苦，平。归大肠、小肠、膀胱经。

**功能主治：** 清热利湿，解毒，退翳。用于赤白痢疾，淋病涩痛，痈肿，目翳，疮毒。

**应用：** 3～9克。

**禁忌：** 忌与脂溶性驱肠虫药同用；孕妇忌服。

**贮藏：** 置阴凉干燥处。

# 金钱草 jīn qián cǎo

金钱草咸，利尿软坚，通淋消肿，结石可瘥。

**鉴别选购：** 以叶大、须根少者为佳。

整体：为不规则的段。茎棕色或暗棕红色，有纵纹，实心，偶见黄色花。

叶：对生，展平后呈宽卵形或心形，上表面灰绿色或棕褐色，下表面色较浅，主脉明显突出。

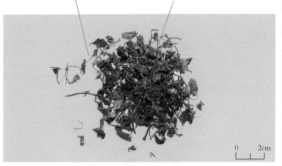

0    2cm

利水渗湿药——利湿退黄药

**性味归经：** 甘、咸，微寒。归肝、胆、肾、膀胱经。

**功能主治：** 清利湿热，通淋，消肿。用于湿热黄疸，胆胀胁痛；石淋，热淋，小便涩痛；痈肿疔疮，蛇虫咬伤。

**应用：** 15～60 克。

**禁忌：** 凡阴疽诸毒、脾虚泄泻者，忌捣汁生服。

# 虎杖 hǔ zhàng

虎杖清热又利胆,解毒活血又祛痰。

**鉴别选购:** 以粗壮、色紫棕或黄棕、质坚实、断面色鲜黄者为佳。

整体:为圆柱形短段或不规则厚片。有纵皱纹及须根痕,质坚硬,皮部与木部较易分离。

表面:外皮棕褐色,片面棕黄色,有放射状纹理。

混伪品:

博落回

根及根茎肥壮。茎圆柱形,新鲜时断面有黄色乳汁流出。

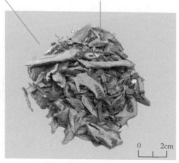

0    2cm

**性味归经:** 微苦,微寒。归肝、胆、肺经。

**功能主治:** 清热解毒,祛风利湿,散瘀定痛,止咳化痰。用于水火烫伤,痈肿疮毒;关节痹痛,湿热黄疸,淋浊,带下;经闭,癥瘕,跌打损伤;咳嗽痰多。

**应用:** 9～15克。外用适量,制成煎液或油膏涂敷。

**禁忌:** 孕妇慎用。

# 地耳草 dì ěr cǎo

地耳草平，利湿退黄，清热解毒，活血消肿。

**鉴别选购：**以身干、色黄绿、带花叶、无泥土杂质者为佳。

整体：呈段状，根、茎、叶、花混合。须根黄褐色，茎有四棱，光滑，质脆；完整叶片卵形或卵圆形。

表面：黄绿色或黄棕色。

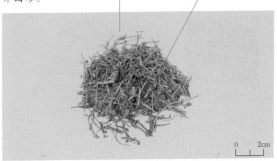

0   2cm

**性味归经：**平，苦。归肝、胆经。

**功能主治：**利湿退黄，清热解毒，活血消肿。用于湿热黄疸，肺痈，肠痈，湿疹，跌打损伤。

**应用：**15～30 克。外用适量。

**禁忌：**不可久服；孕妇及婴幼儿禁服。

# 垂盆草 chuí pén cǎo

垂盆草凉，治肝退黄，利湿清热，解毒疗疮。

**鉴别选购：** 以色绿、气微、味微苦者为佳。

整体：不规则的段。部分节上可见纤细的不定根。3叶轮生，叶片倒披针形至矩圆形，绿色。气微，味微苦。

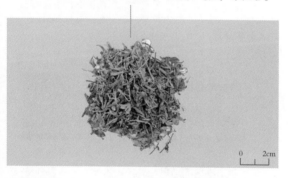

0 2cm

**性味归经：** 甘、淡，凉。归肝、胆、小肠经。

**功能主治：** 利湿退黄，清热解毒。用于湿热黄疸，小便不利，痈肿疮疡。

**应用：** 15～30克。

**禁忌：** 脾虚腹泻者慎服。

**贮藏：** 置干燥处。

# 茵陈 yīn chén

茵陈味苦，退疸除黄，泻湿利水，清热为凉。

**鉴别选购：**以质嫩、绵软、色灰白、无泥沙杂质、香气浓者为佳。

整体：呈松散的团状，茎细小，除去白色茸毛后可见明显纵纹；叶具柄，展开后叶片呈羽状分裂。

表面：灰白色或灰绿色，全体密被白色茸毛，绵软如绒。

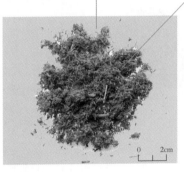

0    2cm

**混伪品：**

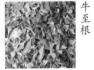

牛至根

表面灰棕色，茎表面浅棕紫或浅棕色。质硬而脆，气芳香，味微苦。

**性味归经：**苦、辛，微寒。归脾、胃、肝、胆经。

**功能主治：**清湿热，退黄疸。用于黄疸尿少，湿疮瘙痒，湿温暑湿。

**应用：**6～15克。外用适量，煎汤熏洗。

**禁忌：**蓄血发黄者忌用。

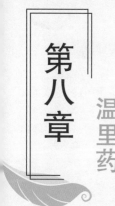

# 第八章

## 温里药

　　凡能温散里寒、治疗里寒证的药物，称为温里药。温里药性味辛热，能温暖中焦，健运脾胃，散寒止痛；有的药物并有助阳、回阳的作用，适用于里寒证。本章精选部分常用温里药。

# 附子 fù zǐ

附子辛热，性走不定，四肢厥冷，回阳功有。

**鉴别选购**：黑附片以片大、均匀、色棕黄、有油润光泽者为佳；白附片以片大、均匀、色黄白、油润、半透明者为佳。

整体：呈不规则的纵切厚片，质硬而脆。

切面：暗黄色，油润具光泽，半透明状。

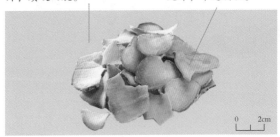

0    2cm

**性味归经**：辛、甘，大热；有毒。归心、肾、脾经。

**功能主治**：回阳救逆，补火助阳，散寒止痛。用于亡阳虚脱，肢冷脉微，心阳不足，胸痹心痛，虚寒吐泻，脘腹冷痛，肾阳虚衰，阳痿宫冷，阴寒水肿，阳虚外感，寒湿痹痛。

**应用**：3～15克；先煎，久煎。

**禁忌**：孕妇慎用；不宜与半夏、瓜蒌、瓜蒌子、瓜蒌皮、天花粉、川贝母、浙贝母、平贝母、伊贝母、湖北贝母、白蔹、白及同用。

温里药

# 干姜 gān jiāng

干姜味辛，表解风寒，炮苦逐冷，虚热尤堪。

**鉴别选购：** 以质坚实、外皮灰黄色、内灰白色、断面粉性足、少筋脉者为佳。

整体：呈不规则纵切片或斜切片，质坚实。

外皮：灰黄色或浅黄棕色，粗糙，具纵皱纹及明显的环节。

切面：灰黄色或灰白色，可见较多的纵向纤维。

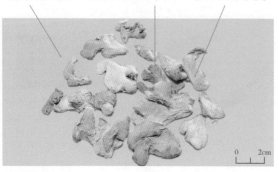

0    2cm

温里药

**性味归经：** 辛，热。归脾、胃、肾、心、肺经。

**功能主治：** 温中散寒，回阳通脉，温肺化饮。用于脘腹冷痛，呕吐泄泻，肢冷脉微，寒饮喘咳。

**应用：** 3 ～ 10 克。

**禁忌：** 阴虚内热、血热妄行者禁服。

# 肉桂 ròu guì

肉桂辛热，善通血脉，腹痛虚寒，温补可得。

**鉴别选购：** 以皮细肉厚、断面紫红色、油性大、香气浓、味甜微辛、嚼之无渣者为佳。

整体：呈不规则的碎块。质硬而脆，易折断。气香浓烈，微甜、辣。

外表面：灰棕色，稍粗糙，有不规则的细皱纹。

内表面：红棕色或紫红色，略平坦。

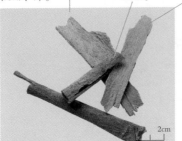

2cm

**混伪品：**

阴香

外形多呈板片状或半筒状，比肉桂要厚，有圆形突起的皮。

**性味归经：** 辛、甘，大热。归肾、脾、心、肝经。

**功能主治：** 补火助阳，引火归元，散寒止痛，活血通经。用于阳痿，宫冷，腰膝冷痛；肾虚作喘，阳虚眩晕，目赤咽痛；心腹冷痛，虚寒吐泻，寒疝；经闭，痛经。

**应用：** 1～5克；入煎剂宜后下，或研粉冲服。

**禁忌：** 有出血倾向者、孕妇慎用；不宜与赤石脂同用。

# 吴茱萸 wú zhū yú

吴萸辛热，能调疝气，脐腹寒痛，酸水能治。

**鉴别选购：** 以饱满、坚实、色绿、香气浓烈者为佳。

整体：呈球形，质硬而脆，气芳香浓郁，味辛辣而苦，顶端有五角星状的裂隙。

表面：暗黄绿色及褐色，粗糙。

**混伪品：**

巴氏吴萸

类五角状扁球形，每分果瓣中具1粒种子。

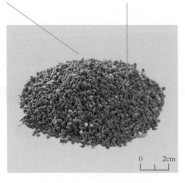

0   2cm

**性味归经：** 辛、苦，热；有小毒。归肝、脾、胃、肾经。

**功能主治：** 散寒止痛，降逆止呕，助阳止泻。用于厥阴头痛，寒疝腹痛，寒湿脚气，经行腹痛；脘腹胀痛，呕吐吞酸；五更泄泻。

**应用：** 2～5克。外用适量。

**禁忌：** 不宜多服、久服；阴虚有热者忌用；孕妇慎用。

# 荜茇  bì bó

荜茇味辛，温中下气，痃癖阴疝，霍乱泻痢。

**鉴别选购：** 以身干、肥大、色黑褐、质坚、断面稍红色为佳。

整体：呈圆柱形，稍弯曲，由多数球形小浆果集合而成。质硬而脆，易折断。

表面：黑褐色或棕色，有斜向排列整齐的小突起。

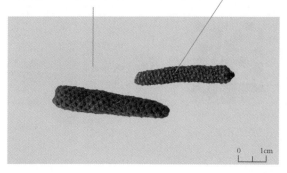

0　　　1cm

**性味归经：** 辛，热。归胃、大肠经。

**功能主治：** 温中散寒，下气止痛。用于脘腹冷痛，呕吐，泄泻；寒凝气滞，胸痹心痛，偏头痛；外治牙痛。

**应用：** 1～3克。外用适量，研末塞龋齿孔中。

**禁忌：** 尚不明确。

# 花椒 huā jiāo

花椒味辛，内外皆用，温中止痛，止痒杀虫。

**鉴别选购：**花椒以粒大、色紫红、香气浓郁者为佳；青椒以粒匀、色灰绿者为佳。

整体：青椒沿腹缝线开裂，香气浓，味麻辣而持久。

外表面：灰绿色或暗绿色，散有多数油点及细密的网状隆起皱纹。

内表面：类白色或淡黄色，光滑。内果皮常由基部与外果皮分离。

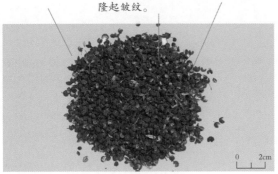

0  2cm

温里药

**性味归经：**辛，温。归脾、胃、肾经。

**功能主治：**温中止痛，杀虫止痒。用于脘腹冷痛，呕吐泄泻，虫积腹痛；外治湿疹瘙痒。

**应用：**3～6克。外用适量，煎汤熏洗。

**禁忌：**尚不明确。

# 荜澄茄  bì chéng qié

荜澄茄辛，除胀化食，消痰止哕，能逐邪气。

**鉴别选购：** 以身干、个圆、均匀整齐、质坚实、无散碎者为佳。

整体：类球形的种子团，直径1.5～2.7厘米。质硬。

表面：灰褐色，中间有黄白色的隔膜。

种脊：一条纵沟，一端有种脐。

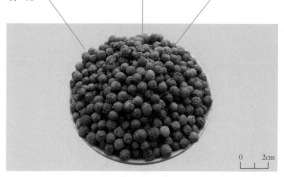

0  2cm

**性味归经：** 辛，温。归脾、胃、肾、膀胱经。

**功能主治：** 温中散热，行气止痛。用于胃寒呕逆，脘腹冷痛，寒疝腹痛，寒湿郁滞，小便浑浊。

**应用：** 1～3克。

**禁忌：** 尚不明确。

# 高良姜 gāo liáng jiāng

> 良姜性热，下气温中，转筋霍乱，酒食能攻。

**鉴别选购：**以分枝少、色红棕、气味浓者为佳。

整体：不规则的类圆形薄片。纤维性，质坚韧。

片面：灰棕色或红棕色，周边棕红色或暗褐色。

**混伪品：**

大良姜

根茎粗大，香气较淡，药材质量较差。

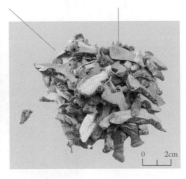

0　　2cm

**性味归经：**辛，热。归脾、胃经。

**功能主治：**温胃止呕，散寒止痛。用于脘腹冷痛，胃寒呕吐，嗳气吞酸。

**应用：**3～6克。

**禁忌：**尚不明确。

**贮藏：**置阴凉干燥处。

# 小茴香 xiǎo huí xiāng

小茴性温，能除疝气，腹痛腰痛，调中和胃。

**鉴别选购：** 以粒大饱满、色黄绿、香气浓厚、无杂质者为佳。

整体：呈长椭圆形，有的稍弯曲，有特异香气。

表面：黄绿色或淡黄色，两端略尖。

背面：有纵棱5条。

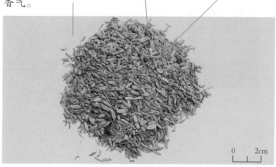

0    2cm

**性味归经：** 辛，温。归肝、肾、脾、胃经。

**功能主治：** 散寒止痛，理气和胃。用于寒疝腹痛，睾丸偏坠，痛经，少腹冷痛，脘腹胀痛，食少吐泻。

**应用：** 3～6克。

**禁忌：** 热证及阴虚火旺者禁服。

# 胡椒 hú jiāo

胡椒味辛，心腹冷痛，下气温中，跌仆堪用。

**鉴别选购：** 以个大、粒圆、坚实、味强烈者为佳。

黑胡椒：
整体：呈球形；质硬，气芳香，味辛辣。
表面：黑褐色，具隆起网状皱纹。

白胡椒：
整体：平滑；顶端与基部间有多数浅色线状条纹。
表面：灰白色或淡黄白色。

**混伪品：**

南五味子

表面棕红色至暗棕色，干瘪，皱缩，果肉常紧贴于种子上。

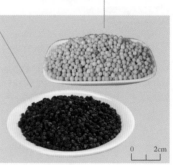

0    2cm

温里药

**性味归经：** 辛，热。归胃、大肠经。

**功能主治：** 温中散寒，下气，消痰。用于胃寒呕吐，腹痛泄泻，食欲不振，癫痫痰多。

**应用：** 0.6～1.5克；用时捣碎，研粉吞服。外用适量。

**禁忌：** 尚不明确。

# 第九章

## 行气药

　　凡用以调理气分疾病，能疏畅气机，可使气行通顺的药物，称为行气药。行气药大多气香性温，其味辛、苦，善于行散或泄降，具有调气健脾、行气止痛、顺气降逆、疏肝解郁或破气散结等功效，适用于气机不畅所致的气滞、气逆等证。本章精选部分常用行气药。

# 大腹皮 dà fù pí

腹皮微温，能下膈气，安胃健脾，浮肿消去。

**鉴别选购：** 以体轻、质硬、气微、味微涩者为佳。

整体：略呈椭圆形或长卵形瓢状。

外果皮：深棕色至近黑色，具不规则纵皱纹及隆起的横纹，顶端有花柱残痕，基部有果梗及残存萼片。

内果皮：凹陷，褐色或深棕色，光滑呈硬壳状。

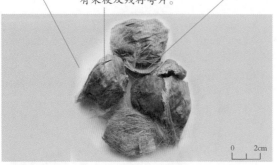

0    2cm

行气药

**性味归经：** 辛，微温。归脾、胃、大肠、小肠经。

**功能主治：** 行气宽中，行水消肿。用于湿阻气滞，脘腹胀闷，大便不爽；水肿胀满，脚气浮肿，小便不利。

**应用：** 内服：煎汤，6～12克；或入丸、散。外用：适量，研末调敷；或煎水洗。

**禁忌：** 气虚体弱者慎用。

# 陈皮 chén pí

> 橘皮苦温，顺气宽膈，留白和胃，消痰去白。

**鉴别选购：** 以瓣大、完整、颜色鲜、油润、质柔软、气浓、辛香、味稍甜后感苦辛者为佳。

整体：呈不规则的条状或丝状；气香，味辛、苦。

外表面：橙红色或红棕色，有细皱纹和凹下的点状油室。

内表面：浅黄白色，粗糙。

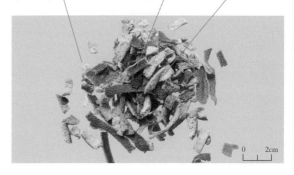

0    2cm

**性味归经：** 苦、辛，温。归脾、肺经。

**功能主治：** 理气健脾，燥湿化痰。用于脘腹胀满，食少吐泻，咳嗽痰多。

**应用：** 3～10克。

**禁忌：** 气虚体燥、阴虚燥咳、吐血及内有实热者慎服。

# 青皮 qīng pí

青皮苦温，能攻气滞，削坚平肝，安胃下食。

**鉴别选购：** 个青皮以坚实、皮厚、香气浓者为佳；四花青皮以皮黑绿色、内面色黄白、粉性足、香气浓者为佳。

整体：呈类圆形薄片或不规则丝状，质稍硬。气香，味苦、辛。

表面：灰绿色或黑绿色。

切面：黄白色或淡黄棕色，有时可见瓤囊8～10瓣。

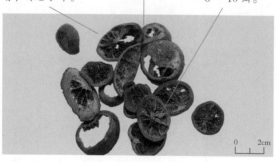

0    2cm

行气药

**性味归经：** 苦、辛，温。归肝、胆、胃经。

**功能主治：** 疏肝破气，消积化滞。用于胸胁胀痛，疝气疼痛，乳癖，乳痈，食积气滞，脘腹胀痛。

**应用：** 3～10克。

**禁忌：** 气虚者慎用。

**贮藏：** 置阴凉干燥处。

# 枳实

枳实味苦，消食除痞，破积化痰，冲墙倒壁。

**鉴别选购：** 以个大、体重、皮色黑绿、肉厚色棕、瓤小体坚实者为佳。

整体：呈半球形，质坚硬。气清香，味苦、微酸。

切面外果皮：黑绿色或棕褐色，具颗粒状突起和皱纹。

内侧：瓤囊棕褐色。

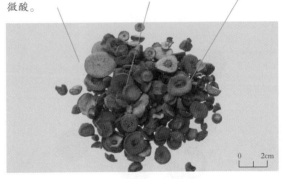

0  2cm

**性味归经：** 苦、辛、酸，微寒。归脾、胃经。

**功能主治：** 破气消积，化痰散痞。用于积滞内停，痞满胀痛，泻痢后重，大便不通；痰滞气阻，胸痹，结胸；脏器下垂。

**应用：** 3 ～ 10 克。

**禁忌：** 孕妇慎用。

# 枳壳 zhǐ qiào

**鉴别选购：**以外皮色棕褐、果肉厚、质坚硬、香气浓者为佳。

整体：呈不规则弧状条形薄片。

切面外果皮：棕褐色至褐色。

切面中果皮：黄白色至黄棕色。

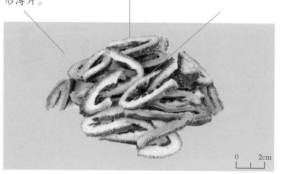

0 2cm

**性味归经：**苦、辛、酸，微寒。归脾、胃经。

**功能主治：**理气宽中，行滞消胀。用于胸胁气滞，胀满疼痛，食积不化，痰饮内停，脏器下垂。

**应用：**3～10克。

**禁忌：**孕妇慎用。

**贮藏：**置阴凉干燥处，防蛀。

# 佛手 fó shǒu

佛手性温，理气宽胸，疏肝解郁，胀痛宜用。

**鉴别选购：**以片大、绿皮白肉、香气浓郁者为佳。

整体：类椭圆形或卵圆形的薄片，常皱缩。气香，味微甜后苦。

外皮：黄绿色或橙黄色，有皱纹及油点。

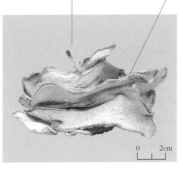

0    2cm

**混伪品：**

佛手瓜

多切成长圆形的纵片，常皱缩卷曲，上半部稍宽，外表面黄白色至淡黄色。

**性味归经：**辛、苦、酸，温。归肝、脾、胃、肺经。

**功能主治：**疏肝理气，和胃止痛，燥湿化痰。用于肝胃气滞，胸胁胀痛；胃脘痞满，食少呕吐；咳嗽痰多。

**应用：**3～10克。

**禁忌：**尚不明确。

# 香橼

xiāng yuán

香橼性温，理气疏肝，化痰止呕，胀痛皆安。

**鉴别选购：** 以个大形圆、有疙瘩、色黑绿、皮厚者，或以身干、色黄、圆形片薄、肉色白、香气浓者为佳。

整体：呈不规则的厚片或块状。质柔韧或坚硬。

片面：黄白色、棕色或淡红棕色；边缘有油点；周边黑绿色或黄色。

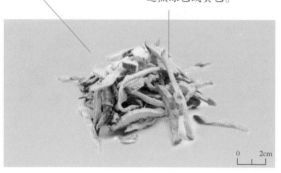

0    2cm

行气药

**性味归经：** 辛、苦、酸，温。归肝、脾、肺经。

**功能主治：** 疏肝理气，宽中，化痰。用于肝胃气滞，胸胁胀痛，脘腹痞满，呕吐噫气，痰多咳嗽。

**应用：** 3～10克。

**禁忌：** 尚不明确。

**贮藏：** 置阴凉干燥处，防霉，防蛀。

# 木香 mù xiāng

木香微温，散滞和胃，诸风能调，行肝泻肺。

**鉴别选购**：以条匀、质坚实、油性足、香气浓者为佳。

整体：呈类圆形或不规则的厚片。气香特异，味微苦。

外表皮：黄棕色至灰褐色，有纵皱纹。

切面：棕黄色至棕褐色。

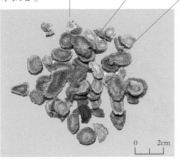

混伪品：

牛蒡子根

切片充木香，灰褐色，松泡，无香气。

0      2cm

**性味归经**：辛、苦，温。归脾、胃、大肠、三焦、胆经。

**功能主治**：行气止痛，健脾消食。用于胸胁、脘腹胀痛，泻痢后重，食积不消，不思饮食。煨木香实肠止泻，用于泄泻腹痛。

**应用**：3～6克。

**禁忌**：脏腑燥热、气虚、阴虚者禁服。

# 香附 xiāng fù

香附辛甘，快气开郁，止痛调经，更消宿食。

**鉴别选购：** 以个大、质坚实、色棕褐、香气浓厚者为佳。

整体：为豆粒状或不规则椭圆形薄片。气香，味微苦。

表面：棕黄色或棕褐色；生晒者黄白色，粉性。

内皮层：环纹明显，质硬。

混伪品：

大香附

根茎呈纺锤形，表面棕褐或焦褐色，多具有明显隆起。

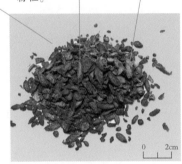

0    2cm

行气药

**性味归经：** 辛、微苦、微甘，平。归肝、脾、三焦经。

**功能主治：** 疏肝解郁，理气宽中，调经止痛。用于肝郁气滞，胸胁胀痛，疝气疼痛，乳房胀痛；脾胃气滞，脘腹痞闷，胀满疼痛；月经不调，经闭痛经。

**应用：** 6～10克。

**禁忌：** 尚不明确。

# 乌药 wū yào

乌药辛温，心腹胀痛，小便滑数，顺气通用。

**鉴别选购：** 乌药个以连珠状、质嫩、粉性大、断面浅棕色、香气浓者为佳；乌药片以片薄均匀、平整不卷、色淡、无黑斑、不破碎者为佳。

整体：呈类圆形的薄片。质脆。气香，味微苦、辛，有清凉感。

切面：黄白色或淡棕色，可见年轮环纹。

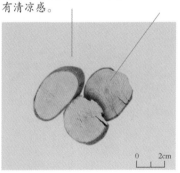

0    2cm

**混伪品：**

荆三棱

切面灰白色，有散在的灰褐色筋脉点，质轻略韧，较易掰断。断面略平坦。

**性味归经：** 辛，温。归肺、脾、肾、膀胱经。

**功能主治：** 行气止痛，温肾散寒。用于寒凝气滞，胸腹胀痛，气逆喘急，膀胱虚冷，遗尿尿频，疝气疼痛，经寒腹痛。

**应用：** 6～10 克。

**禁忌：** 尚不明确。

# 沉香 chén xiāng

沉香降气，暖胃追邪，通天彻地，卫气为佳。

**鉴别选购：** 以质较坚实、表面凹凸不平、气芳香、味苦者为佳。

整体：呈不规则的极薄片或小碎块或细粉。气芳香，味苦。燃烧时有油渗出，或具浓烟，香气浓烈。质较坚实。

片面或块面：凹凸不平，可见黑色与黄色交错的纹理。

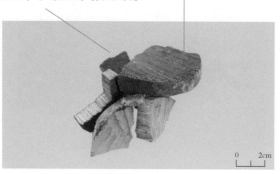

0     2cm

行气药

**性味归经：** 辛、苦，微温。归脾、胃、肾经。

**功能主治：** 行气止痛，温中止呕，纳气平喘。用于胸腹胀闷疼痛，胃寒呕吐呃逆，肾虚气逆喘急。

**应用：** 1～5克；后下。

**禁忌：** 阴虚火旺、气虚下陷者慎服。

# 川楝子 chuān liàn zǐ

> 楝子苦寒，膀胱疝气，中湿伤寒，利水之剂。

**鉴别选购**：以个大、饱满充实、外皮金黄色、果肉黄白色、无杂质者为佳。

整体：呈半球状、厚片或不规则的碎块，质松软。气特异，味酸、苦。

表面：金黄色至棕黄色，微有光泽。

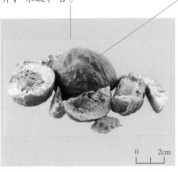

混伪品：

苦楝子

果实椭圆形，较小，果核长椭圆形。

0 ——— 2cm

**性味归经**：苦，寒；有小毒。归肝、小肠、膀胱经。

**功能主治**：疏肝泄热，行气止痛，杀虫。用于肝郁化火，胸胁、脘腹胀痛，疝气疼痛，虫积腹痛。

**应用**：5～10克。外用适量，研末调涂。

**禁忌**：脾胃虚寒者禁服；严禁过量或久服。

**贮藏**：置通风干燥处，防蛀。

# 荔枝核 lì zhī hé

荔枝核温，理气散寒，疝瘕腹痛，服之俱安。

**鉴别选购：** 以身干、饱满者为佳。

整体：呈长圆形或卵圆形，略扁；一段有类圆形黄棕色的种脐，直径约 0.7 厘米。质硬。

表面：棕红色或紫棕色，平滑，有光泽，略有凹陷及细波纹。

行气药

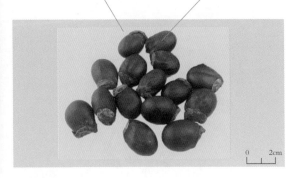

0    2cm

**性味归经：** 甘、微苦，温。归肝、肾经。

**功能主治：** 行气散结，祛寒止痛。用于寒疝腹痛，睾丸肿痛。

**应用：** 5 ～ 10 克；用时捣碎。

**禁忌：** 尚不明确。

**贮藏：** 置干燥处，防蛀。

# 橘 红 jú hóng

橘红性温，行气宽中，燥湿化痰，发表散寒。

**鉴别选购：** 以质脆易碎，色黄棕或橙红，密布黄白色突起或凹下的油室，气芳香，味微苦、麻者为佳。

**整体：** 呈长条形或不规则薄片状，边缘皱缩向内卷曲。质脆易碎。气芳香，味微苦、麻。

**外表面：** 黄棕色或橙红色，密布黄白色突起或凹下的油室。

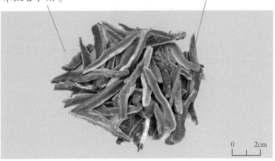

0    2cm

**性味归经：** 辛、苦、温。归肺、脾经。

**功能主治：** 理气宽中，燥湿化痰。用于咳嗽痰多，食积伤酒，呕恶痞闷。

**应用：** 3 ～ 10 克。

**禁忌：** 尚不明确。

**贮藏：** 置阴凉干燥处，防蛀。

行气药

204

# 薤白 xiè bái

薤白苦温，辛滑通阳，下气散结，胸痹宜尝。

**鉴别选购：** 以粒大匀称整齐、质坚、色黄白、半透明、无外层膜质鳞叶、无黑褐色僵粒夹杂其中、味辛者为佳。

整体：呈不规则卵圆形。有蒜臭，味微辣。

表面：黄白色或淡黄棕色，皱缩，半透明。

断面：鳞叶2～3层，嚼之粘牙。

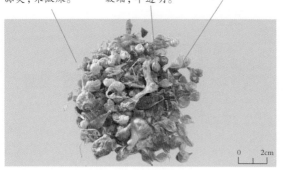

0  2cm

**性味归经：** 辛、苦，温。归肺、胃、大肠、心经。

**功能主治：** 通阳散结，行气导滞。用于胸痹心痛，脘腹痞满胀痛，泻痢后重。

**应用：** 5 ～ 10 克。

**禁忌：** 尚不明确。

# 檀香 *tán xiāng*

> 檀香味辛，升胃进食，霍乱腹痛，中恶秽气。

**鉴别选购：** 以色黄、质坚质密、显油纹、油性大、香气浓厚者为佳。

整体：呈不规则的薄片或小碎块。纹理顺直，气清香，燃烧时香气更浓，味淡，嚼之微有辛辣感。

横截面：呈棕黄色，显油迹。

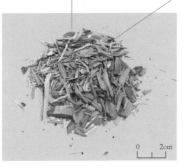

0　　2cm

混伪品：

枣木

与檀香色泽相近，无香味，有的碎块喷洒香精，但燃烧时无香气。

**性味归经：** 辛，温。归脾、胃、心、肺经。

**功能主治：** 行气温中，开胃止痛。用于寒凝气滞，胸膈不舒，胸痹心痛，脘腹疼痛，呕吐食少。

**应用：** 2～5克。

**禁忌：** 尚不明确。

# 刀豆 <ruby>dāo dòu</ruby>

刀豆甘温，和胃暖肾，呃逆腰痛，虚寒之门。

**鉴别选购：** 以粒大、饱满、色淡红、干燥者为佳。

整体：呈扁卵形或扁肾形；种皮革质，质硬，难破碎。气微，味淡，嚼之有豆腥味。

表面：外表面淡红色至红紫色，微皱缩，略有光泽。内表面棕绿色而光亮。

边缘：具眉状黑色种脐，长约2厘米，上有白色细纹3条。

**混伪品：**

洋刀豆

种子多白色或类白色，种脐长约种子的1/2。

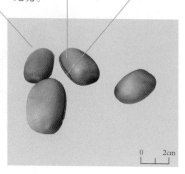

0    2cm

行气药

**性味归经：** 甘，温。归胃、肾经。

**功能主治：** 温中，下气，止呃。用于虚寒呃逆，呕吐。

**应用：** 6～9克。

**禁忌：** 尚不明确。

# 柿蒂 shì dì

柿蒂苦平，归于胃经，降逆止呃，诸呃可停。

**鉴别选购：** 以个大而厚、质硬、色黄褐者为佳。

整体：呈扁圆形，中央较厚，微隆起，有果实脱落后的圆形疤痕，质硬而脆。气微，味涩。

基部：有果梗或圆孔状的果梗痕。

表面：外表面黄褐色或红棕色，内表面黄棕色，密被细绒毛。

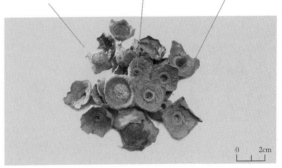

0  2cm

**性味归经：** 苦、涩，平。归胃经。

**功能主治：** 降逆下气。用于呃逆。

**应用：** 5 ～ 10 克。

**禁忌：** 尚不明确。

**贮藏：** 置通风干燥处，防蛀。

行气药

# 甘松 gān sōng

> 甘松味香，善除恶气，开郁醒脾，心腹痛已。

**鉴别选购：**以主根肥壮、条长、香气浓、无杂质者
为佳。

整体：呈不规则的
长段；气特异，味
苦而辛；质松脆。

根部：呈圆柱形，短小，外层
黑棕色，内层棕色或黄色。粗糙，
常呈裂片状；有细根及须根。

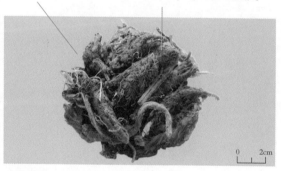

0    2cm

行气药

**性味归经：**辛、甘，温。归脾、胃经。

**功能主治：**理气止痛，开郁醒脾；外用祛湿消肿。
用于脘腹胀满，食欲不振，呕吐；外治牙痛，脚肿。

**应用：**3～6克。外用适量，泡汤漱口或煎汤洗脚
或研末敷患处。

**禁忌：**尚不明确。

# 九香虫 jiǔ xiāng chóng

九香虫温，胃寒宜用，助阳温中，理气止痛。

**鉴别选购：** 以个均匀、色棕褐、油性大、无虫蛀者为佳。

整体：呈六角状扁椭圆形，棕褐色或棕黑色，质脆；气特异，味微咸。

头部：小，与胸部略呈三角形。
背部：有翅2对。
腹部：棕红色或棕黑色，每节近边缘处有突起的小点。

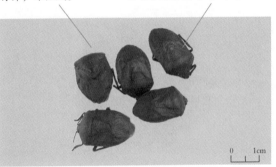

0    1cm

**性味归经：** 咸，温。归肝、脾、肾经。

**功能主治：** 理气止痛，温中助阳。用于胃寒胀痛，肝胃气痛，肾虚阳痿，腰膝酸痛。

**应用：** 3～9克。

**禁忌：** 尚不明确。

# 八月札  bā yuè zhá

八月札平，疏肝理气，活血止痛，除烦利尿。

**鉴别选购：** 以肥壮、皮皱者为佳。

整体：呈卵状椭圆形，稍弯曲，顶端钝圆，果皮厚，革质或微角质。种子多数，包被在絮状果瓤内，形状不规则。

表面：浅黄棕色至土棕色，皱缩，成熟者皱纹粗大而疏，未成熟者皱纹细小而密。

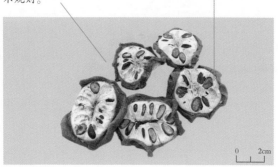

0   2cm

**性味归经：** 苦，平。归肝、胃经。

**功能主治：** 疏肝理气，活血，散瘀止痛，除烦利尿。用于肝胃气痛，胃热食呆，烦渴，赤白痢疾，腰痛，胁痛，疝气，绝经，子宫下坠。

**应用：** 9～15 克。

**禁忌：** 尚不明确。

# 玫瑰花 méi guī huā

玫瑰花温，疏肝解郁，理气调中，行瘀活血。

**鉴别选购：** 以色紫红、朵大、瓣厚、蒂青绿、香气浓郁、干燥者为佳。

整体：略呈半球形或不规则团块，体轻，质脆。气芳香浓郁，味微苦而涩。

花瓣：多皱缩，展平后宽卵形，呈覆瓦状排列，紫红色，有的黄棕色；雌蕊多数，黄褐色。

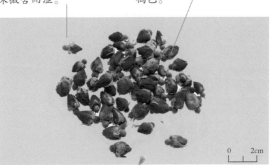

0    2cm

**性味归经：** 甘，微苦，温。归肝、脾经。

**功能主治：** 行气解郁，和血，止痛。用于肝胃气痛，食少呕恶，月经不调，跌扑伤痛。

**应用：** 3～6克。

**禁忌：** 尚不明确。

**贮藏：** 密闭，置阴凉干燥处。

# 梅花 méi huā

白梅花平，开胃生津，开郁和中，化痰解毒。

**鉴别选购：** 以花匀净、完整、含苞未放、萼绿花白、气味清香者为佳。

整体：呈类球形，有短梗。体轻。

花瓣：5 枚或多数，白色或黄白色。

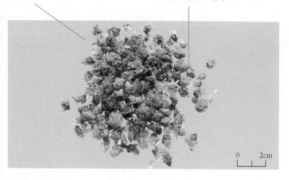

0    2cm

**性味归经：** 微酸，平。归肝、胃、肺经。

**功能主治：** 疏肝和中，化痰散结。用于郁闷心烦，肝胃气痛，梅核气，瘰疬疮毒。

**应用：** 3～5 克。

**禁忌：** 尚不明确。

**贮藏：** 置阴凉干燥处，防霉，防蛀。

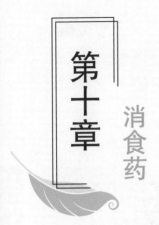

# 第十章

## 消食药

　　凡以消食化积、增进食欲为主要功效的药物，称为消食药，又称消导药或助消化药。消食药味多甘，性多平，少数偏温，主归脾、胃经。具有消化食积、增进食欲的功效，主要适用于食积停滞不化所致的脘腹胀满、嗳腐吞酸、恶心呕吐、不思饮食、泄泻或便秘等大便失常及脾胃虚弱、消化不良等证。本章精选部分常用消食药。

# 六神曲 liù shén qū

神曲味甘，开胃进食，破积逐痰，调中下气。

**鉴别选购：**以色黄棕、块整、具香气、无虫蛀者为佳。

整体：呈立方形小块，质坚脆。气特异，味微苦辛。

表面：灰黄色，粗糙。

断面：粗糙，类白色。

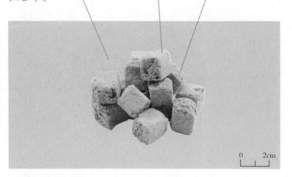

0　　2cm

**性味归经：**甘、辛，温。归脾、胃经。

**功能主治：**健脾和胃，消食调中。用于饮食停滞，胸痞腹胀，呕吐泻痢，小儿腹大坚积。

**应用：**6～15克；或入丸散用。

**禁忌：**孕妇忌服。

# 山楂 shān zhā

山楂味甘，磨消肉食，疗疝催疮，消膨健胃。

**鉴别选购：** 以片大、皮红、肉厚、干燥者为佳。

整体：类圆形片状，片面黄棕色，多卷曲或皱缩不平，果肉厚。

外皮：红色，微有光泽，布满白色小斑点，质坚硬。

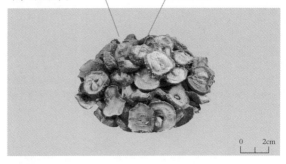

0　　2cm

**性味归经：** 酸、甘，微温。归脾、胃、肝经。

**功能主治：** 消食健胃，行气散瘀，化浊降脂。用于肉食积滞，胃脘胀满；泻痢腹痛，疝气疼痛；瘀血经闭，产后瘀阻，心腹刺痛，胸痹心痛；高脂血症。山楂炭收敛，用于肠风下血。

**应用：** 9～12克。

**禁忌：** 孕妇、儿童、胃酸分泌过多者、病后体虚及患牙病者不宜服用。

# 麦芽
mài yá

麦芽甘温，能消宿食，心腹膨胀，行血散滞。

**鉴别选购：** 以芽完整、色淡黄、粒大饱满者为佳。

整体：呈梭形，表面淡黄色。背面为外稃包围。腹面为内稃包围。

断面：白色，粉性。

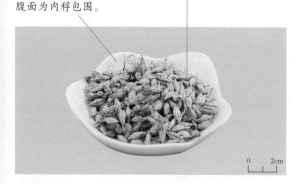

0    2cm

**性味归经：** 甘，平。归脾、胃经。

**功能主治：** 行气消食，健脾开胃，回乳消胀。用于食积不消，脘腹胀痛，脾虚食少；乳汁郁积，乳房胀痛，妇女断乳；肝郁胁痛，肝胃气痛。

**应用：** 10 ～ 15 克，回乳炒用 60 克。

**禁忌：** 哺乳期女性不宜服用。

# 谷芽 gǔ yá

谷芽甘平，养胃健脾，饮食停滞，并治不饥。

**鉴别选购：** 以色黄、有幼芽、颗粒均匀者为佳。

整体：呈类球形，初生的细须根 0.3～0.6厘米。内含淡黄色或黄白色颖果1粒，质坚。

外皮：为革质的稃皮，淡黄色，多数裂开。

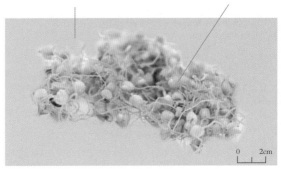

0   2cm

**性味归经：** 甘，温。归脾、胃经。

**功能主治：** 消食和中，健脾开胃。用于食积不消，腹胀口臭，脾胃虚弱，不饥食少。炒谷芽偏于消食，用于不饥食少；焦谷芽善化积滞，用于积滞不消。

**应用：** 9～15克。

**禁忌：** 胃下垂者忌用。

# 莱菔子  lái fú zǐ

莱菔子辛，喘咳下气，倒壁冲墙，胀满消去。

**鉴别选购**：以表皮色黄棕、红棕或灰棕，籽粒充实，色黄白，油性大，无杂质者为佳。

整体：呈卵圆形或椭圆形，稍扁。种皮薄而脆，子叶2个，黄白色，有油性。

表面：黄棕色、红棕色或灰棕色。一端有深棕色圆形种脐，一侧有数条纵沟。

混伪品：

决明子

略呈四方形或短圆柱形，绿棕色或暗棕色，平滑有光泽。

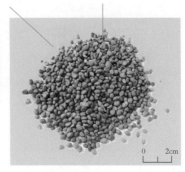

0    2cm

消食药

**性味归经**：辛、甘，平。归脾、胃、肺经。

**功能主治**：消食除胀，降气化痰。用于饮食停滞，脘腹胀痛，大便秘结，积滞泻痢，痰壅喘咳。

**应用**：5 ～ 12 克。

**禁忌**：气虚者慎服。

**贮藏**：置通风干燥处，防蛀。

# 鸡内金 jī nèi jīn

> 鸡内金寒，溺遗精泄，禁痢漏崩，更除烦热。

**鉴别选购**：以色黄、少破碎者为佳。

**整体**：为不规则破卷片，厚约2厘米，质脆，易碎。

**表面**：黄色、黄绿色或黄褐色，薄而半透明，具明显的条状皱纹。

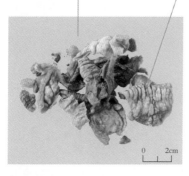

0    2cm

**混伪品**：

腐竹或豆制品

伪品鸡内金为较规则的圆筒状卷片，表面暗色，厚而不透明。

**性味归经**：甘，平。归脾、胃、小肠、膀胱经。

**功能主治**：健胃消食，涩精止遗，通淋化石。用于食积不消，呕吐泻痢，小儿疳积，遗尿，遗精，石淋涩痛，胆胀胁痛。

**应用**：3～10克。

**禁忌**：脾虚无积滞者慎服。

消食药

# 第十一章

## 驱虫药

　　凡以驱除或杀灭寄生虫为其主要作用的药物，称为驱虫药。本类药物主要用于肠道寄生虫病，如蛔虫病、蛲虫病、绦虫病、钩虫病等。虫症患者，每见绕脐腹痛，呕吐涎沫，不思饮食，或善饥多食，嗜食异物，肛门、鼻、耳瘙痒，久则出现面色萎黄、形瘦腹大或浮肿乏力等证。本章精选部分常用驱虫药。

# 鹤虱 hè shī

鹤虱味苦，杀虫追毒，心腹卒痛，蛔虫堪逐。

**鉴别选购：** 以身干、籽粒充实、无白皮及杂质者为佳。

整体：呈圆柱状，细小，表面黄褐色或暗褐色，具多数纵棱。果皮薄，纤维性，种皮菲薄透明。

顶端：呈细喙状，先端扩散成灰白色圆环。

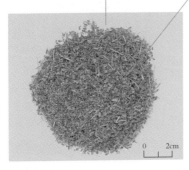

0  2cm

**混伪品：**

破子草

果实外观为椭圆形，个头比正品大，表面灰绿色。闻之气微无味。

**性味归经：** 苦、辛，平；有小毒。归脾、胃经。

**功能主治：** 杀虫，消积。用于蛔虫病，蛲虫病，绦虫病，虫积腹痛，小儿疳积。

**应用：** 3～9克。

**禁忌：** 孕妇禁用。

# 雷丸 léi wán

雷丸味苦，善杀诸虫，癫痫蛊毒，治儿有功。

**鉴别选购：** 以个大、坚实、外紫褐色、内白色、粉状者为佳。

整体：不规则的颗粒状或粉状，白色或灰黄色；或为类圆形、椭圆形或不规则的薄片。

片面：白色或灰黄色，有的带有黄棕色大理石样纹理。

混伪品：

吕宋果

种子呈不规则卵圆形，有钝棱。气微，味极苦，剧毒。

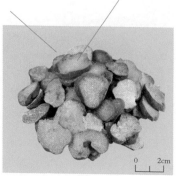

**性味归经：** 微苦，寒。归胃、大肠经。

**功能主治：** 杀虫消积。用于绦虫病，钩虫病，蛔虫病，虫积腹痛，小儿疳积。

**应用：** 15～21克；研粉服用，一次5～7克，饭后用温开水调服，一日3次，连服3天。

**禁忌：** 不宜入煎剂。

# 槟榔 bīng láng

槟榔辛温，破气杀虫，祛痰逐水，专除后重。

**鉴别选购：** 以体重、坚实、无破裂者为佳。

整体：呈类圆形薄片，质坚脆，易碎。

表面：可见棕色、白色相间的大理石样花纹。

周边：淡黄棕色或红棕色。

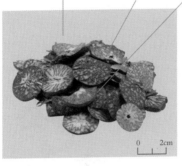

0  2cm

**混伪品：**

枣槟榔

外观呈略扁的橄榄状，外表深棕色至近黑色，气香味甘。

**性味归经：** 苦、辛，温。归胃、大肠经。

**功能主治：** 杀虫消积，降气，行水，截疟。用于绦虫病，蛔虫病，姜片虫病，虫积腹痛，积滞泻痢，里急后重，水肿脚气，疟疾。

**应用：** 3～10克；驱绦虫、姜片虫30～60克。

**禁忌：** 脾虚便溏者忌服。

# 使君子 shǐ jūn zǐ

使君甘温，消疳消浊，泻痢诸虫，总能除却。

**鉴别选购：** 以表面紫黑色、具光泽、仁饱满者为佳。

整体：呈椭圆形或卵圆形，5 条纵棱，顶端狭尖，质坚硬。

表面：黑褐色至紫黑色，平滑，微具光泽。

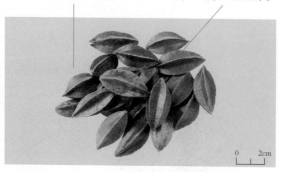

0    2cm

**性味归经：** 甘，温。归脾、胃经。

**功能主治：** 杀虫消积。用于蛔虫病，蛲虫病，虫积腹痛，小儿疳积。

**应用：** 使君子 9～12 克，捣碎入煎剂；使君子仁 6～9 克，多入丸散或单用。小儿每岁 1～1.5 粒，炒香嚼服，1 日总量不超过 20 粒。

**禁忌：** 服药时忌饮浓茶。

# 苦楝皮 kǔ liàn pí

楝根性寒，能追诸虫，疼痛立止，积聚立通。

**鉴别选购：** 根皮以干燥、皮厚、条大、无槽污、去栓皮者为佳；树皮以外表皮光滑、不易剥落、可见多皮孔的幼嫩树皮者为佳。

整体：呈不规则槽状或半卷筒状的丝片状，质韧。

表面：外表面淡黄色，内表面类白色或淡黄色。

切断面：纤维性，呈层片状，易剥离。

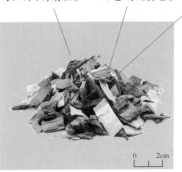

0 2cm

**混伪品：**

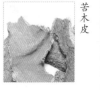

苦木皮

外观多呈卷筒状，厚度比正品薄。质脆易折断。

驱虫药

**性味归经：** 苦，寒；有毒。归肝、脾、胃经。

**功能主治：** 驱虫，疗癣。用于蛔虫病，蛲虫病，虫积腹痛；外治疥癣瘙痒。

**应用：** 3～6克。外用适量，研末，用猪脂调敷患处。

**禁忌：** 孕妇慎用；肝肾功能不全者禁用。

# 第十二章

## 止血药

凡以制止体内外出血为主要作用的药物,称为止血药。止血药主要适用于出血病证,如咯血、衄血、吐血、尿血、便血、崩漏、紫癜及创伤出血等。止血药可分为以下四大类别。

◎凉血止血药　　◎收敛止血药

◎化瘀止血药　　◎温经止血药

# 侧柏叶 cè bǎi yè

> 侧柏叶苦，吐衄崩痢，能生须眉，除湿之剂。

**鉴别选购：** 以叶嫩、深绿色、无碎末者为佳。

整体：多分枝，小枝扁平。叶细小鳞片状，交互对生，贴伏于枝上。质脆，易折断。

表面：深绿色或黄绿色。

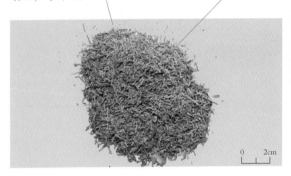

0    2cm

**性味归经：** 苦、涩、寒。归肺、肝、脾经。

**功能主治：** 凉血止血，生发乌发，化痰止咳。用于吐血，衄血，咯血，便血，崩漏下血；血热脱发，须发早白；肺热咳嗽。侧柏叶炭偏于收敛止血。

**应用：** 6～12克。外用适量。

**禁忌：** 热象不明显者不宜久服。

**贮藏：** 置干燥处。

# 苎麻根 zhù má gēn

苎麻根寒，胎动能安，吐衄淋癃，痈疮可啖。

**鉴别选购：**以色灰棕、无空心者为佳。

整体：呈圆形或类圆形厚片。质坚硬。

片面：木部淡黄色，中间有数个同心环纹，纤维性，皮部黄褐色。周边灰棕色至灰褐色。

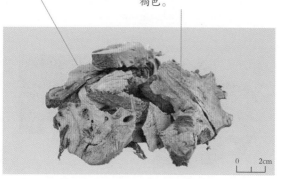

0　　2cm

**性味归经：**甘，寒。归心、肝经。

**功能主治：**止血，安胎。用于尿血，咯血，吐血；胎动不安，先兆流产；外治痈肿初起。

**应用：**10～30克。

**禁忌：**无实热者慎服。

# 大蓟 dà jì

大小蓟苦，消肿破血，吐衄咯唾，崩漏可啜。

**鉴别选购**：以色灰绿、叶多、无杂质者为佳。

整体：呈段状，茎、叶、花混合。

茎：茎短圆柱形，表面绿褐色，有数条纵棱，被丝状毛；切面灰白色，髓部疏松或中空。叶皱缩，多破碎，边缘具不等长的针刺；两面均具灰白色丝状毛。

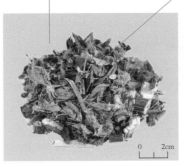

0 2cm

混伪品：

飞廉

比大蓟细，表面灰褐色或灰黄色，口尝味苦。

**性味归经**：甘、苦，凉。归心、肝经。

**功能主治**：凉血止血，祛瘀消肿，解毒。用于衄血，吐血，尿血，便血，崩漏下血，外伤出血，痈肿疮毒。大蓟炭偏于止血。

**应用**：9～15克。

**禁忌**：脾胃虚寒者慎服。

# 小蓟 xiǎo jì

大小蓟苦，消肿破血，吐衄咯唾，崩漏可啜。

**鉴别选购：** 以叶多、色绿者为佳。

整体：呈段状，茎、叶、花混合。

茎：呈圆柱状，表面灰绿色或带紫色，具纵棱及白色柔毛，质脆，断面中空。

花：紫红色，花序单个或数个顶生，总苞钟状，苞片黄绿色。

混伪品：

苦菜干

表面淡黄棕色，叶片灰绿色，口尝味微咸。

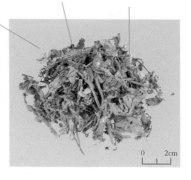

0    2cm

止血药——凉血止血药

**性味归经：** 甘、苦，凉。归心、肝经。

**功能主治：** 凉血止血，祛瘀消肿，解毒。用于衄血，吐血，血淋，尿血，便血，崩漏下血，外伤出血，痈肿疮毒。小蓟炭偏于止血。

**应用：** 5 ~ 12 克。

**禁忌：** 脾胃虚寒而无瘀滞者忌服。

231

# 地榆 di yú

地榆沉寒，血热堪用，血痢带崩，金疮止痛。

**鉴别选购：** 以条粗、质硬不空、断面色紫红或棕褐者为佳。

整体：呈不规则的圆形或椭圆形厚片。质坚。

片面：紫红色或棕褐色，有排列成环状的小白点，或间有黄白色的条纹；周边暗紫红色或灰褐色，粗糙有纵皱纹。

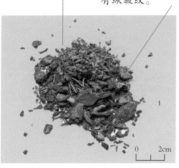

0    2cm

**混伪品：**

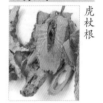

虎杖根

圆柱形小段或块片，外皮棕褐色。

**性味归经：** 苦、酸、涩，微寒。归肝、大肠经。

**功能主治：** 凉血止血，解毒敛疮。用于便血，痔血，血痢，崩漏，水火烫伤，痈肿疮毒。

**应用：** 9～15克。外用适量，研末涂敷患处。

**禁忌：** 虚寒性出血者忌服。

**贮藏：** 置通风干燥处，防蛀。

# 槐花 *huái huā*

槐花味苦，痔漏肠风，大肠热痢，更杀蛔虫。

**鉴别选购**：槐花以花整齐不碎、色黄绿者为佳；槐米以色黄白、整齐、无枝梗杂质者为佳。

槐花：皱缩而卷曲，花萼钟状，黄绿色。花瓣多散落。花瓣5，黄白色或黄色，1片较大，近圆形。

槐米：呈卵形或椭圆形。花萼下部有数条纵纹。萼的上方为黄白色未开放的花瓣。花梗细小。体轻，手捻即碎。

**混伪品**：

洋槐花

蝶形，白色，具香气，总状花序腋生。

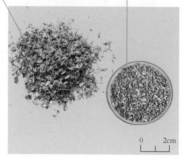

0    2cm

**性味归经**：苦，微寒。归肝、大肠经。

**功能主治**：凉血止血，清肝泻火。用于便血，痔血，赤白痢疾，衄血，吐血；肝热目赤，头痛眩晕。

**应用**：5～10克。

**禁忌**：脾胃虚寒及阴虚发热而无实火者慎服。

# 白茅根 bái máo gēn

茅根味甘，通关逐瘀，止吐衄血，客热可去。

**鉴别选购：**以条粗、均匀、色白、无须根、味甜者为佳。

整体：呈圆柱形的小段，体轻而韧。

表面：黄白色或淡黄色，微有光泽，具纵皱纹，节明显。

切面：皮部白色，多有裂隙，放射状排列，中柱淡黄色或中空，易于皮部剥离。

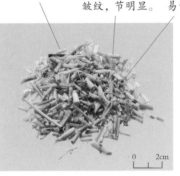

0    2cm

混伪品：

白草

与白茅根色泽相近，无放射状排列（车轮状），中空筒状，无甜味。

**性味归经：**甘，寒。归肺、胃、膀胱经。

**功能主治：**凉血止血，清热利尿。用于血热吐血，衄血，尿血；热病烦渴；湿热黄疸，水肿尿少，热淋涩痛。

**应用：**9～30克。

**禁忌：**脾胃虚寒、溲多不渴者忌服。

# 茜草 qiàn cǎo

茜草味苦，便衄吐血，经带崩漏，损伤虚热。

**鉴别选购：**以条粗长、外皮红棕色、断面黄红色者为佳。

整体：呈不规则的厚片或段。根呈圆柱形，外表皮红棕色或暗棕色，具细纵纹；皮部脱落处呈黄红色。气微，味微苦，久嚼刺舌。

**混伪品：**

蓬子菜

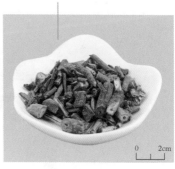

外表颜色较淡，横切面呈黄白色或淡黄褐色。

0　2cm

止血药——化瘀止血药

**性味归经：**苦，寒。归肝经。

**功能主治：**凉血，止血，祛瘀，通经。用于吐血，衄血，崩漏，外伤出血，经闭瘀阻，关节痹痛，跌扑肿痛。

**应用：**6～10克。

**禁忌：**脾胃虚寒及无瘀滞者慎服。

**贮藏：**置干燥处。

# 三七 sān qī

三七化瘀善止血，内外出血痛伤跌。

**鉴别选购：**以个大坚实、体重皮细、断面灰绿色或黄绿色者为佳。

整体：主根呈类圆锥形或圆柱形，顶端有茎痕，周围有瘤状突起。体重，质坚实。气微，味苦回甜。

表面：灰褐色或灰黄色，有断续的纵皱纹及支根痕。

断面：灰绿色，黄绿色或灰白色，木部微呈放射状排列。

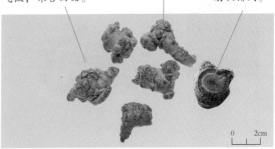

0    2cm

**性味归经：**甘、微苦，温。归肝、胃经。

**功能主治：**散瘀止血，消肿定痛。用于咯血，吐血，便血，衄血，崩漏，外伤出血，胸腹刺痛，跌扑肿痛。

**应用：**3～9克；研粉吞服，一次1～3克。外用适量。

**禁忌：**孕妇慎用。

# 花蕊石  huā ruǐ shí

花蕊石寒，善止诸血，金疮血流，产后血涌。

**鉴别选购：** 以块整齐、夹有黄绿色斑纹者为佳。

整体：为不规则的块状或粉末。体重，质硬。

碎断面：不整齐。

表面：灰白色或黄白色，较粗糙，其间有黄色或黄绿色花纹，习称"彩晕"，对光观察有闪星状光泽。

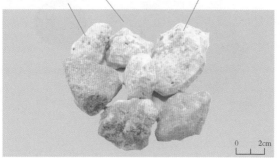

0    2cm

**性味归经：** 酸、涩，平。归肝经。

**功能主治：** 化瘀止血。用于咯血，吐血，外伤出血，跌扑伤痛。

**应用：** 4.5～9克；多研末服。外用适量。

**禁忌：** 凡无瘀滞者及孕妇忌服。

**贮藏：** 置干燥处。

# 蒲黄 pú huáng

蒲黄味甘，逐瘀止崩，止血须炒，破血用生。

**鉴别选购：** 以色鲜黄、光滑、纯净者为佳。

整体：为黄色粉末，体轻，放水中则漂浮水面，手捻有滑腻感，易附着于手指上。

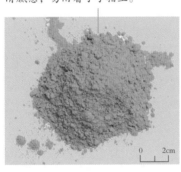

0    2cm

混伪品：

淀粉或滑石粉染色

颜色暗黄或淡黄色，质较重，手捻之较涩，不易附着在手指上。

**性味归经：** 甘，平。归肝、心包经。

**功能主治：** 止血，化瘀，通淋。用于吐血，衄血，咯血，崩漏，外伤出血，经闭痛经，胸腹刺痛，跌扑肿痛，血淋涩痛。

**应用：** 5～10克；包煎。外用适量，敷患处。

**禁忌：** 孕妇慎用。

**贮藏：** 置通风干燥处，防潮，防蛀。

# 藕节 ǒu jié

藕味甘甜，解酒清热，消烦逐瘀，止吐衄血。

**鉴别选购：** 以节部黑褐色、两头白色、干燥、无须根、无泥土者为佳。

整体：呈短圆柱形，中部稍膨大，质硬。气清香，味苦。

表面：灰黄色至灰棕色，有残存的须根及须根痕，偶见暗红色鳞叶残基。

断面：有多数类圆形的孔。

0   2cm

**性味归经：** 甘、涩，平。归肝、肺、胃经。

**功能主治：** 止血，消瘀。用于吐血，咯血，衄血，尿血，崩漏。

**应用：** 9～15克。

**禁忌：** 忌铁器。

# 仙鹤草  xiān hè cǎo

仙鹤草涩，收敛补虚，出血可止，劳伤能愈。

**鉴别选购：** 以茎红棕色、质嫩、叶多者为佳。

整体：呈段状，茎、叶、花混合。

茎柱状或方柱状，绿褐色，有纵沟及棱线，有节，切面中空。叶多破碎，暗绿色，边缘有锯齿。有时可见黄色花或带钩刺的果实。体轻，质硬，易折断。

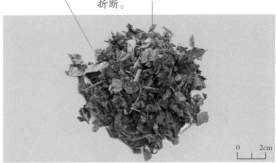

0    2cm

**性味归经：** 苦、涩，平。归心、肝经。

**功能主治：** 收敛止血，截疟，止痢，解毒，补虚。用于咯血，吐血，崩漏下血，疟疾，血痢，脱力劳伤，痈肿疮毒，阴痒带下。

**应用：** 6～12克。外用适量。

**禁忌：** 非出血不止者不用。

# 血余炭 xuě yú tàn

血余炭为人发炭，块形不整亮又黑，
表面多孔如海绵，止血散瘀通二便。

**鉴别选购：** 以体轻、色黑发亮者为佳。

整体：呈不规则的块状，乌黑发亮，有多数细孔。体轻，
质脆。用火烧之有焦发气，味苦。

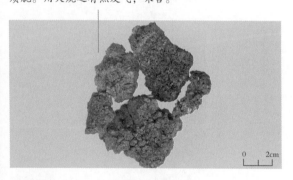

0    2cm

**性味归经：** 苦，平。归肝、胃经。

**功能主治：** 止血，化瘀，利尿。用于吐血，咯血，
衄血，尿血，崩漏下血，外伤出血，血淋，便血，
小便不利。

**应用：** 5～10克。外用适量。

**禁忌：** 胃弱者慎服。

**贮藏：** 置干燥处。

# 白及 bái jí

白及味苦，功专收敛，肿毒疮疡，外科最善。

**鉴别选购：** 以个大肥厚、色白、角质状、半透明、无须根、质坚实者为佳。

整体：呈不规则的薄片，具黏性，质脆。气微，味苦，嚼之有黏性。

表面：有数圈同心环节和棕色点状须根痕。

断面：类白色，角质样，半透明，维管束小点状，散生。

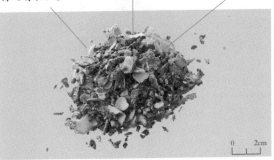

0    2cm

**性味归经：** 苦、甘、涩、微寒。归肺、肝、胃经。

**功能主治：** 收敛止血，消肿生肌。用于咯血，吐血，外伤出血，疮疡肿毒，皮肤皲裂，烧烫伤。

**应用：** 6～15克；研末吞服3～6克。外用适量。

**禁忌：** 不宜与川乌、制川乌、草乌、制草乌、附子同用。

# 炮姜 páo jiāng

炮姜味涩善治中，阳虚出血寒泻痛。

**鉴别选购：** 以表面鼓起、质轻泡、断面细颗粒性、中心棕黄色者为佳。

整体：呈不规则膨胀的块状，具指状分枝。气香、特异，味微辛、辣。

表面：棕黑色或棕褐色，质轻泡。

断面：边缘处显棕黑色，中心棕黄色，细颗粒性。

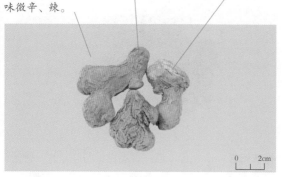

0  2cm

**性味归经：** 辛，热。归脾、胃、肾经。

**功能主治：** 温经止血，温中止痛。用于阳虚失血，吐衄崩漏，脾胃虚寒，腹痛吐泻。

**应用：** 3～9克。

**禁忌：** 孕妇及阴虚有热者禁服。

**贮藏：** 置阴凉干燥处，防蛀。

# 艾叶 <ruby>艾叶<rt>àiyè</rt></ruby>

艾叶温平，温经散寒，漏血安胎，心痛即安。

**鉴别选购：** 以身干、背面灰白色、绒毛多、香气浓郁、无杂质者为佳。

整体：多皱缩、破碎，有短柄。质柔软。

表面：上表面灰绿色，有稀疏的柔毛及腺点；下表面密生灰白色绒毛。

止血药——温经止血药

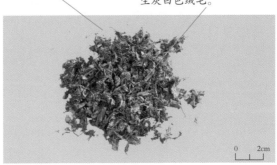

0　2cm

**性味归经：** 辛、苦，温；有小毒。归肝、脾、肾经。

**功能主治：** 散寒止痛，温经止血，调经，安胎；外用祛湿止痒。用于少腹冷痛，经寒不调，宫冷不孕；吐血，衄血，崩漏经多，胎漏下血。外治皮肤瘙痒。

**应用：** 3～9克。外用适量，供灸治或熏洗用。

**禁忌：** 阴虚血热者慎用。

# 第十三章

## 活血化瘀药

　　凡以通利血脉、促进血行、消散瘀血为主要作用的药物，称为活血化瘀药，简称活血药。活血化瘀药善于走散，具有行血、散瘀、通经、利痹、消肿及定痛等功效，适用于血行失畅、瘀血阻滞之证。活血化瘀药可分为以下四大类别。

◎活血止痛药　◎活血疗伤药
◎活血调经药　◎破血消癥药

# 降香 jiàng xiāng

降香性温，止血行瘀，辟恶降气，胀痛皆除。

**鉴别选购：** 以色紫红、质坚实、富油性、香气浓者为佳。

整体：呈不规则的薄片、小碎块或细粉。质硬，有油性。气微香，味微苦。

表面：紫红色或红褐色。

切面：有致密的纹理。

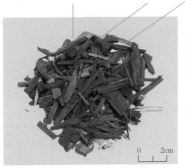

混伪品：

紫檀

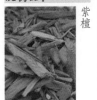

内外均呈鲜红色，横断面具孔点。

0    2cm

**性味归经：** 辛，温。归肝、脾经。

**功能主治：** 行气活血，止痛，止血。用于脘腹冷痛，肝郁胁痛，胸痹刺痛，跌扑损伤，外伤出血，吐血，衄血，呕吐腹痛。

**应用：** 9 ~ 15 克，后下。外用适量，研细末敷患处。

**禁忌：** 血热妄行、色紫浓厚、脉实便秘者禁用。

活血化瘀药——活血止痛药

# 五灵脂 wǔ líng zhī

五灵味甘，血痛腹痛，止血用炒，行血用生。

**鉴别选购：** 灵脂块以色黑棕、有油润光泽者为佳；灵脂米以体轻、色黑棕、断面色黄绿者为佳。

整体：呈不规则的碎块状，大小不一。黏附颗粒呈长椭圆形，长裂碎，显纤维性。质硬，有腥臭。

表面：黑棕色、红棕色或灰棕色，有油润性光泽。

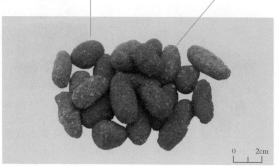

0    2cm

**性味归经：** 咸、甘，温。归肝经。

**功能主治：** 活血化瘀，行血止痛。用于胸胁、脘腹刺痛，痛经，闭经，产后血瘀疼痛，跌扑肿痛，蛇虫咬伤。

**应用：** 5 ~ 9 克。

**禁忌：** 孕妇慎用。

# 川芎 chuān xiōng

川芎性温，活血通经，除寒行气，散风止痛。

**鉴别选购：** 以个大饱满、质坚实、断面色黄白、油性大、香气浓者为佳。

整体：呈不规则或蝴蝶形薄片，周边粗糙不齐，质坚硬。香气浓郁而特殊。

片面：黄白色或灰黄色，可见波状环纹（形成层），散有黄棕色小油点（油室）。

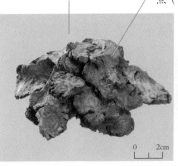

0    2cm

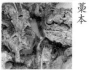

**混伪品：**

藁本

呈不规则结节状圆柱形，无油点。断面淡黄色或黄白色。

活血化瘀药——活血止痛药

**性味归经：** 辛，温。归肝、胆、心包经。

**功能主治：** 活血行气，祛风止痛。用于月经不调，经闭疼痛，癥瘕腹痛，胸胁刺痛，跌扑肿痛，头痛，风湿痹痛。

**应用：** 3～10克。

**禁忌：** 阴虚火旺者不宜服用；孕妇慎用。

# 乳香 rǔ xiāng

乳香辛苦，疗诸恶疮，生肌止痛，心腹尤良。

**鉴别选购：** 以淡黄白色，半透明，无砂石、树皮等杂质，粉末粘手，气芳香者为佳。

整体：黄白色，半透明，被有黄白色粉末，久存则颜色加深。质脆，遇热软化。具有特异香气，味微苦。

破碎面：有玻璃样或蜡样光泽。

混伪品：

松香

呈不规则形颗粒，表面灰白色，常有一层粉霜，具有松节油气味。

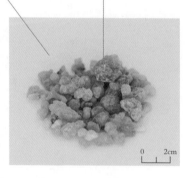

0    2cm

活血化瘀药——活血止痛药

**性味归经：** 辛、苦，温。归心、肝、脾经。

**功能主治：** 活血定痛，消肿生肌。用于胸痹心痛，胃脘疼痛，筋脉拘挛，跌打损伤，痈肿疮疡。

**应用：** 煎汤或入丸、散，3～5克。外用适量，研末调敷。

**禁忌：** 孕妇及胃弱者慎用。

# 没药 mò yào

没药温平，治疮止痛，跌打损伤，破血通用。

**鉴别选购：** 以块大、色棕红、香气浓、无杂质者为佳。

整体：呈颗粒状或不规则的碎块状，红棕色或黄棕色，表面粗糙，附有粉尘。质坚脆。

表面：棕黄色至棕褐色，不透明。

活血化瘀药——活血止痛药

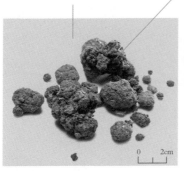

0　2cm

混伪品：

松香、鼓皮

用松香和鼓皮制作而成，用火隔纸烘烤会熔化且有扩散油迹。

**性味归经：** 苦，辛，平。归心、肝、脾经。

**功能主治：** 活血止痛，消肿生肌。用于胸痹心痛，胃脘疼痛，痛经经闭，产后瘀阻，癥瘕腹痛，风湿痹痛，跌打损伤，痈肿疮疡。

**应用：** 3～5克，炮制去油；多入丸散用。外用适量。

**禁忌：** 孕妇及胃弱者慎用。

# 延胡索 yán hú suǒ

延胡气温，心腹卒痛，通经活血，跌扑血崩。

**鉴别选购：** 以个大、饱满、质坚实、断面色黄者为佳。

整体：呈不规则的圆形厚片。气微，味苦。

表面：黄色或黄褐色，有不规则细皱纹。

断面：黄色，角质样，具蜡样光泽。

**混伪品：**

东北延胡索

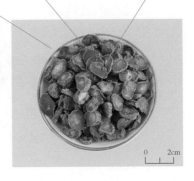

表面黄色或黄棕色，无明显皱纹，断面白色或淡黄色，质较硬。

活血化瘀药——活血止痛药

`0`      `2cm`

**性味归经：** 辛、苦、温。归肝、脾经。

**功能主治：** 活血，利气，止痛。用于胸胁、脘腹疼痛，经闭痛经，产后瘀阻，跌扑肿痛，胸痹心痛。

**应用：** 3～10 克；研末吞服，一次 1.5～3 克。

**禁忌：** 血热气虚者及孕妇忌服。

251

# 郁金 yù jīn

郁金味苦，破血行气，血淋溺血，郁结能舒。

**鉴别选购：** 以质坚实、外皮皱纹细、断面色黄者为佳。

整体：呈椭圆形或长条形薄片，外表皮灰黄色，灰褐色至灰棕色，具不规则的纵皱纹。气微香，味微苦。

断面：灰棕色，橙黄色至灰黑色。角质样，内皮层环明显。

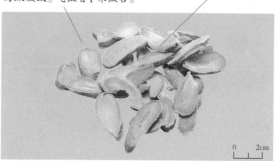

0    2cm

活血化瘀药——活血止痛药

**性味归经：** 辛、苦，寒。归肝、心、肺经。

**功能主治：** 行气化瘀，清心解郁，利胆退黄，活血止痛。用于经闭痛经，胸腹胀痛刺痛，少胸痹心痛，乳房胀痛；热病神昏，癫痫发狂；黄疸尿赤；血热吐衄。

**应用：** 3～10克。

**禁忌：** 不宜与丁香、母丁香同用。

# 姜黄 jiāng huáng

姜黄味辛，消痈破血，心腹结痛，下气最捷。

**鉴别选购：** 以质坚实、断面金黄色、气味浓者为佳。

整体：为不规则或类圆形厚片。外表皮深黄色。气香，特异，味苦、辛。

断面：棕黄色至金黄色，角质样，内皮层环明显，维管束呈点状散在。

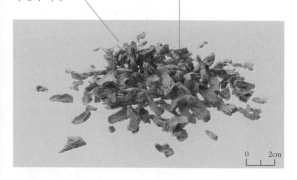

0　　2cm

**性味归经：** 辛、苦，温。归脾、肝经。

**功能主治：** 破血行气，通经止痛。用于胸胁刺痛，痛经经闭，癥瘕，风湿肩臂疼痛，跌扑肿痛，胸痹心痛。

**应用：** 3～10克。外用适量。

**禁忌：** 血虚而无气滞血瘀者忌服。

# 王不留行 *wáng bù liú xíng*

王不留行，调经催产，除风痹痛，乳痈当啖。

**鉴别选购：** 以干燥、籽粒均匀、充实饱满、色乌黑、无杂质者为佳。

整体：呈球形，直径约 0.2 厘米，质硬。

表面：黑色，少数红棕色，略有光泽，有细密颗粒状突起，一侧有一凹陷的纵沟。

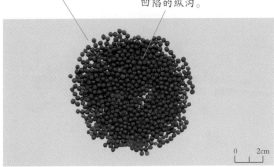

0    2cm

**性味归经：** 苦，平。归肝、胃经。

**功能主治：** 活血通经，下乳消肿。用于乳汁不下，经闭，痛经，乳痈肿痛，淋证涩痛。

**应用：** 5 ～ 10 克。

**禁忌：** 孕妇慎用。

# 牛膝 niú xī

牛膝味苦，除湿痹痿，腰膝酸痛，小便淋漓。

**鉴别选购：** 以身长、皮细、表皮灰黄者为佳。

整体：呈类圆形的小段，质硬而脆。气微，味微甜而稍苦涩。

表面：外表皮灰黄色或淡棕色，有微细的纵皱纹及横长皮孔。

切面：平坦，略呈角质样而油润。

**混伪品：**

麻牛膝

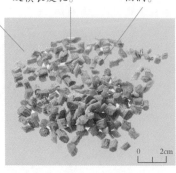

长圆柱状锥形，表面棕黄色、深褐色。气浓，略具麻味。

`0        2cm`

**性味归经：** 苦、甘、酸，平。归肝、肾经。

**功能主治：** 补肝肾，强筋骨，逐瘀通经，引血下行，利尿通淋。用于腰膝酸痛，筋骨无力，淋证，水肿，头痛，眩晕，牙痛，口疮，吐血，衄血。

**应用：** 5～12克。

**禁忌：** 孕妇慎用。

# 丹参 dān shēn

丹参味苦，破积调经，生新去恶，祛除带崩。

**鉴别选购：** 以条粗均匀、外红中紫、断面有菊花状白点、无碎断者为佳。

整体：呈类圆形或椭圆形的厚片。气微，微微苦涩。

表面：外表皮棕红色或暗棕红色，粗糙，具纵皱纹。

断面：有裂隙或略平整而致密。

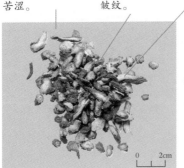

0  2cm

混伪品：

牛蒡子

根染色，质地疏松，无胶质状特征。

**性味归经：** 苦，微寒。归心、肝经。

**功能主治：** 祛瘀止痛，活血通经，清心除烦。用于月经不调，经闭痛经，癥瘕积聚，胸腹刺痛，热痹疼痛，疮疡肿痛，心烦不眠，胸痹心痛，脘腹胁痛。

**应用：** 10～15克。

**禁忌：** 不宜与藜芦同用。

256

# 泽兰 zé lán

泽兰甘苦，痈肿能消，打扑伤损，肢体虚浮。

**鉴别选购：**以身干、质嫩、叶多、色绿、不破碎者为佳。

整体：呈段状，茎、叶、花混合。　　茎：方柱形，四面均有浅纵沟，表面黄绿色或带紫色；质脆。　　叶：皱缩破碎。

混伪品：

石吊兰

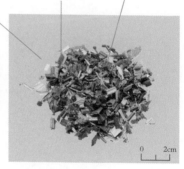

表面为绿色，无茸毛。断面茎为实心，无中空状。

0　　2cm

活血化瘀药——活血调经药

**性味归经：**苦、辛，微温。归肝、脾经。

**功能主治：**活血化瘀，利水消肿，调经消痈。用于月经不调，经闭，痛经，产后瘀血腹痛，水肿，疮痈肿毒。

**应用：**6 ～ 12 克。

**禁忌：**无瘀血者慎服。

# 益母草 yi mǔ cǎo

益母草甘，女科为主，产后胎前，生新祛瘀。

**鉴别选购：** 以茎细、质嫩、叶多、色灰绿、无杂质者为佳。

整体：呈段状，茎、叶、花混合。

茎：呈方柱状，四面凹下呈纵沟，表面灰绿色或黄绿色，体轻，质韧，切断面中心有髓，白色。

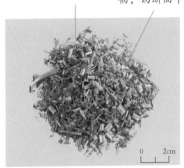

混伪品：

夏至草

茎细柔，多枝，表面灰绿色或黄绿色。质脆，易折断。

活血化瘀药——活血调经药

0    2cm

**性味归经：** 苦、辛，微寒。归肝、心包、膀胱经。

**功能主治：** 活血调经，利尿消肿，清热解毒。用于月经不调，痛经，经闭，恶露不尽，水肿尿少，疮疡肿毒。

**应用：** 9～30克。鲜品12～40克。

**禁忌：** 孕妇慎用。

# 鸡血藤 jī xuè téng

鸡血藤温，血虚宜用，月经不调，麻木酸痛。

**鉴别选购**：以条匀、切面有赤褐色层圈、树脂状渗出物多者为佳。

整体：为椭圆形、长矩圆形或不规则的斜切片，质坚硬。气微，味涩。

切面：木部红棕色或棕色，韧皮部有树脂状分泌物呈红棕色或黑棕色，与木部相间排列呈数个同心性椭圆形环或偏心性半圆形环；髓部偏向一侧。

混伪品：

龙须藤

多已破碎，少数为类圆形，片面呈梅花斑点状，木质部为棕红色。

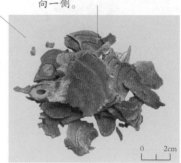

0    2cm

**性味归经**：苦、甘，温。归肝、肾经。

**功能主治**：补血，活血，通络，调经止痛。用于月经不调，痛经经闭，血虚萎黄，麻木瘫痪，风湿痹痛。

**应用**：9～15克。

**禁忌**：阴虚火亢者慎用。

# 桃仁 táo rén

> 桃仁甘平，能润大肠，通经破瘀，血瘕堪尝。

**鉴别选购：** 以身干，颗粒均匀、饱满整齐、完整者为佳。

整体：呈扁长卵形或类卵圆形，一端尖，中部膨大，另端钝圆稍偏斜，类白色，富油性。

表面：黄色至棕黄色，密布颗粒状突起。

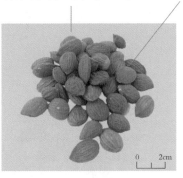

0    2cm

混伪品：

苦杏仁

呈扁心形，表面黄棕色至深棕色，从合点处向上具脉纹 4 ~ 8 条。

**性味归经：** 苦、甘，平。归心、肝、大肠经。

**功能主治：** 活血祛瘀，润肠通便，止咳平喘。用于闭经，痛经，癥瘕痞块，跌扑损伤，肠燥便秘，肺痈肠痈，咳嗽气喘。

**应用：** 5 ~ 10 克。

**禁忌：** 孕妇慎用。

# 红花 hóng huā

红花辛温，最消瘀热，多则通经，少则养血。

**鉴别选购：**以花序长、色鲜红、质柔软者为佳。

整体：为不带子房的管状花，长
1～2厘米。花冠筒细长，柱头
长圆柱形，顶端微分叉。质柔软。
气微香，味微苦。

表面：红黄色
或红色。

**混伪品：**

陈菊花、黄连须等

颜色较暗淡，有
硬感和杂物，遇
水掉色。

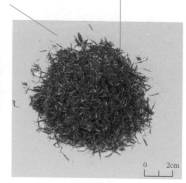

0    2cm

**性味归经：**辛，温。归心、肝经。

**功能主治：**活血通经，散瘀止痛。用于经闭，痛经，
恶露不行，癥瘕痞块，跌扑损伤，疮疡肿痛，胸痹
心痛，瘀滞腹痛，胸胁刺痛。

**应用：**3～10克。

**禁忌：**孕妇慎用。

# 月季花 yuè jì huā

月季花温，调经宜服，癥瘕可治，又消肿毒。

**鉴别选购：** 以紫红色、半开放的花蕾、不散瓣、气味清香者为佳。

整体：呈类球形，花托长圆形，暗绿色，先端尾尖；花瓣长圆形，雄蕊黄色。体轻，质脆。气清香，味淡，微苦。

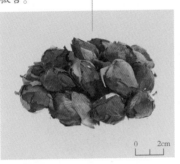

0　2cm

混伪品：

玫瑰

花托半圆球形至近圆球形，花梗有短柔毛。

**性味归经：** 甘，温。归肝经。

**功能主治：** 活血调经，疏肝解郁。用于气滞血瘀，月经不调，痛经，闭经，胸胁胀痛。

**应用：** 3～6克。

**禁忌：** 脾虚便溏者慎服；孕妇及月经过多者禁服。

# 凌霄花 líng xiāo huā

紫葳味酸，调经止痛，崩中带下，癥瘕通用。

**鉴别选购**：以朵大、完整、色黄褐、无花梗者为佳。

整体：多皱缩卷曲，黄褐色至棕褐色。

花冠：先端5裂，裂片半圆形，下部联合成漏斗状。

表面：可见细脉纹，内表面较明显。

混伪品：
泡桐花

多皱缩破碎，花冠管状，棕色或暗棕色。

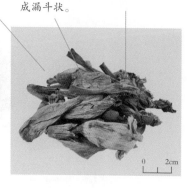

0     2cm

活血化瘀药——活血调经药

**性味归经**：甘、酸，寒。归肝、心包经。

**功能主治**：凉血，化瘀，祛风。用于月经不调，经闭癥瘕，产后乳肿，风疹发红，皮肤瘙痒，痤疮。

**应用**：5～9克。

**禁忌**：孕妇慎用。

# 儿茶 ér chá

孩儿茶凉，收湿清热，生肌敛疮，定痛止血。

**鉴别选购：** 以表面黑褐色或棕褐色、不糊不碎、收敛强者为佳。

**整体：** 呈方形或不规则块状，大小不一。质硬，易碎。

**表面：** 棕褐色或黑褐色，光滑而稍有光泽。

**断面：** 不整齐，具光泽，有细孔，遇潮有黏性。

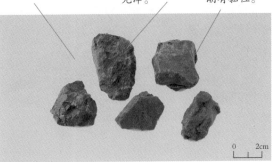

0    2cm

**性味归经：** 苦、涩，微寒。归肺、心经。

**功能主治：** 活血止痛，止血生肌，收湿敛疮，清肺化痰。用于溃疡不敛，湿疹，湿疮，跌扑伤痛，肺热咳嗽，吐血衄血，外伤出血。

**应用：** 1～3克，包煎；多入丸散用。外用适量。

**禁忌：** 寒湿之证禁服。

# 自然铜 zì rán tóng

自然铜辛，接骨续筋，既散瘀血，又善止痛。

**鉴别选购**：以块整齐、色黄而光亮、质重、断面有金属光泽者为佳。

整体：为不规则碎块或小方块形，体重，质坚硬或稍脆，易碎。

表面：显亮黄色，具条纹，条痕绿黑色或棕红色。

断面：黄白色，有金属光泽；或棕褐色，可见银白色亮星。

混伪品：

黄铜矿

呈不规则致密块集合体，表面黄铜色，易风化。

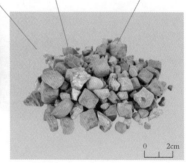

0    2cm

活血化瘀药——活血疗伤药

**性味归经**：辛，平。归肝经。

**功能主治**：散瘀，接骨，止痛。用于跌扑肿痛，筋骨折伤。

**应用**：3～9克；多入丸散用，入汤剂宜先煎。外用适量。

**禁忌**：阴虚火旺、血虚无瘀者忌服。

# 北刘寄奴 běi liú jì nú

刘寄奴苦，温通行瘀，消胀定痛，止血外敷。

**鉴别选购：**以带果实者为佳。

整体：呈段状，茎、叶、花、果混合。

茎：略呈方形，表面棕紫色，断面黄白色，中央有髓。

叶：小多破碎，皱缩卷曲，棕黑色。

果实：表面有多数纵脉纹，内含多数细小的种子。

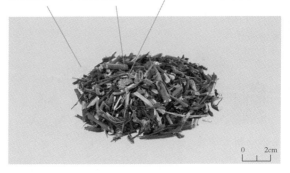

0    2cm

**性味归经：**苦，寒。归脾、胃、肝、胆经。

**功能主治：**清热利湿，凉血祛瘀，通经止痛，止血。用于黄疸，水肿腹胀，血痢，血淋，白带过多，月经不调，外伤出血，瘀血经闭。

**应用：**6～9克。

**禁忌：**孕妇禁用。

# 苏木 sū mù

苏木甘咸，能行积血，产后血经，兼医扑跌。

**鉴别选购：**以粗大、坚实、色红黄者为佳。

整体：呈不规则的极薄片状、小碎块状或粗粉，中央可见一条黄白色的髓，少数带有黄白色边材，质致密坚硬。

表面：红黄色或黄棕色。

混伪品：

小红豆叶

不规则块状或圆柱形，外表紫红色，洞孔和凹窝的表面呈棕褐色。

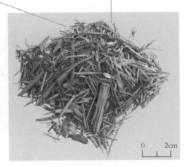

0    2cm

活血化瘀药——活血疗伤药

**性味归经：**甘、咸，平。归心、肝、脾经。

**功能主治：**行血祛瘀，消肿止痛。用于经闭痛经，产后瘀阻，胸腹刺痛，跌打损伤，骨折筋伤，瘀滞肿痛，外伤肿痛。

**应用：**3～9克。

**禁忌：**孕妇慎用。

# 骨碎补 gǔ suì bǔ

> 骨碎补温，折伤骨节，风血积痛，最能破血。

**鉴别选购：** 以条粗大、棕色者为佳。

整体：呈不规则厚片。气微，味淡、微涩。

表面：深棕色至棕褐色，常残留细小棕色的鳞片，有的可见圆形的叶痕。

切面：红棕色，黄色的维管束点状排列成环。

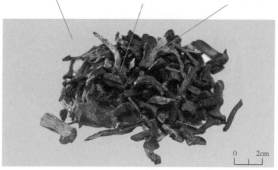

0    2cm

**性味归经：** 苦，温。归肝、肾经。

**功能主治：** 疗伤止痛，补肾强骨；外用消风祛斑。用于跌扑闪挫，筋骨折伤，肾虚腰痛，筋骨痿软，耳鸣耳聋，牙齿松动；外治斑秃，白癜风。

**应用：** 3～9克。

**禁忌：** 阴虚及无瘀血者慎服。

# 三棱 sān léng

三棱味苦，利血消癖，气滞作痛，虚者当忌。

**鉴别选购：** 以体重、质坚实、去净外皮、色黄白者为佳。

整体：类圆形的薄片，质坚。气微，味淡，嚼之微有麻辣感。

片面：灰白色或黄白色，粗糙，有多数明显的细筋脉点。

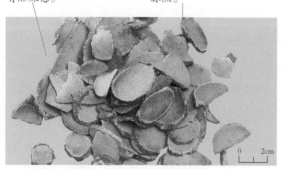

0    2cm

活血化瘀药——破血消癥药

**性味归经：** 辛、苦，平。归肝、脾经。

**功能主治：** 破血行气，消积止痛。用于癥瘕痞块，瘀血经闭，痛经，胸痹心痛，食积胀痛。

**应用：** 5～10克。

**禁忌：** 孕妇禁用；不宜与芒硝、玄明粉同用。

# 穿山甲 chuān shān jiǎ

穿山甲毒，痔癣恶疮，吹奶肿痛，通经排脓。

**鉴别选购：** 以片匀、色黑褐或黄褐、无腥气、不带皮肉者为佳。

整体：呈扇面形、三角形或盾形，大小不一，中央较厚，边缘较薄，角质，半透明，坚韧而有弹性，不易折断。

表面：外表面黑褐色或黄褐色，有光泽，宽端有数十条排列整齐的纵纹及数条横线纹。

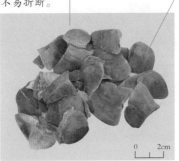

0　2cm

混伪品：

猪蹄甲

外形为类三角形，火烧后有焦毛气味，有油腥味。

**性味归经：** 咸，微寒。归肝、胃经。

**功能主治：** 通经下乳，消肿排脓，搜风通络，活血消癥。用于经闭癥瘕，乳汁不通，痈肿疮毒，关节痹痛，麻木拘挛，中风瘫痪。

**应用：** 5～10克；一般炮制后用。

**禁忌：** 孕妇慎用。

# 水蛭 shuǐ zhì

> 水蛭味咸，除积瘕坚，通经破血，折伤可痊。

**鉴别选购：** 以条整齐、色黑褐、无杂质者为佳。

整体：呈扁平纺锤形，有多数环节。背部黑褐色或黑棕色，稍隆起，腹面平坦，棕黄色。质脆，易折断，气微腥。

表面：前端略尖，后端钝圆，两端各具1吸盘，前吸盘不显著，后吸盘较大。

**混伪品：**

加白矾的水蛭

外观色泽发乌，折断时干脆，口尝之则先涩后麻而有杀舌感。

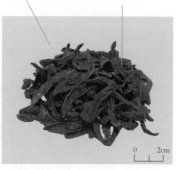

0  2cm

活血化瘀药——破血消癥药

**性味归经：** 咸、苦，平；有小毒。归肝经。

**功能主治：** 破血，逐瘀，通经，消癥。用于癥瘕痞块，血瘀经闭，跌扑损伤，中风偏瘫。

**应用：** 1.5～3克。

**禁忌：** 孕妇禁用。

# 莪术 <ruby>e zhu</ruby>

莪术温苦，善破痃癖，止痛消瘀，通经最宜。

**鉴别选购：** 以个均匀、大小似鸽蛋、质坚实、断面灰绿色者为佳。

整体：为类圆形或椭圆形的薄片。

片面：灰绿色或棕褐色，有黄色的环纹（内皮层）及淡黄棕色的点状维管束。

边缘：角质样，有光泽，周边灰黄色或棕黄色。

活血化瘀药——破血消癥药

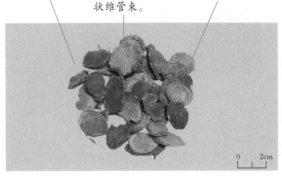

0    2cm

**性味归经：** 辛、苦，温。归肝、脾经。

**功能主治：** 行气破血，消积止痛。用于癥瘕痞块，瘀血经闭，胸痹心痛，食积胀痛。

**应用：** 6～9克。

**禁忌：** 孕妇禁用。

# 第十四章 化痰止咳平喘药

　　凡以祛痰或消痰为主的药物称为化痰药，能缓和或制止咳嗽喘息的药物称止咳平喘药。化痰药主要用于痰多咳嗽、咳痰不爽以及与痰有关的如瘿瘤瘰疬等证。止咳平喘药主要用于治疗症见咳嗽、气喘的多种疾患。常见化痰止咳平喘药可分为以下三大类别。

◎温化寒痰药
◎清化热痰药
◎止咳平喘药

# 半夏 bàn xià

半夏味辛，健脾燥湿，痰厥头痛，嗽呕堪入。

**鉴别选购：** 以质坚实、断面色白、富粉性者为佳。

整体：类球形，顶端有凹陷的茎痕；下面钝圆，较光滑。质坚实。气微，味辛辣、麻舌而刺喉。

表面：面白色或浅黄色。断面：洁白，富粉性。

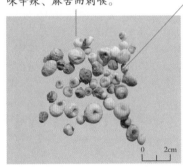

0　　2cm

**混伪品：**

天南星

块茎呈扁球形，表面类白色，多数块茎周边有小扁球状侧芽。无刺喉感。

**性味归经：** 辛、温；有毒。归脾、胃、肺经。

**功能主治：** 燥湿化痰，降逆止呕，消痞散结。用于湿痰寒痰，咳喘痰多，痰饮眩悸，风痰眩晕，痰厥头痛，呕吐反胃，胸脘痞闷，梅核气；外治痈肿痰核。

**应用：** 内服一般炮制后使用，3～9克。外用适量，磨汁涂或研末以酒调敷患处。

**禁忌：** 不宜与川乌、制川乌、草乌、制草乌、附子同用；生品内服宜慎。

274

# 旋覆花 xuán fù huā

旋覆辛温味苦辛，诸花升上此花沉；
痰多喘咳邪壅肺，降气能除呃呃频。

**鉴别选购：** 以花头完整、色黄绿者为佳。

整体：呈扁球形或类球形，子房顶
端有多数白色冠毛，长 0.5～0.6
厘米。呈覆瓦状排列，灰黄色。气
微，味微苦。

表面：体轻，
易散碎。

**混伪品：**

山黄菊

呈半球形，质较脆，
容易散碎；闻之气
微香，口尝味微苦
而无咸味。

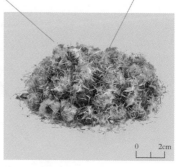

0　2cm

化痰止咳平喘药——温化寒痰药

**性味归经：** 苦、辛、咸，微温。归肺、脾、胃、大
肠经。

**功能主治：** 降气，消痰，行水，止呕。用于风寒咳嗽，
痰饮蓄结，胸膈痞闷，喘咳痰多，呕吐噫气，心下
痞硬。

**应用：** 3～9克，包煎。

**禁忌：** 凡阴虚劳嗽、风热燥咳者不可用。

# 芥子 jiè zǐ

白芥子辛，专化胁痰，疟蒸癖块，服之能安。

**鉴别选购：** 芥子有白芥子和黄芥子之分。以个大、饱满、匀整、纯净者为佳。

白芥子：呈球形，直径1.5～2.5毫米，种皮薄而脆，有油性。气微，味辛辣。

黄芥子：较小，直径1～2毫米，表面黄色至黄棕色，少数呈暗红色。

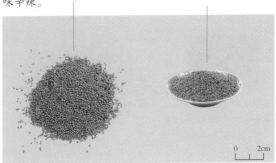

0    2cm

**性味归经：** 辛，温。归肺经。

**功能主治：** 温肺豁痰利气，散结通络止痛。用于寒痰咳嗽，胸胁胀痛，痰滞经络，关节麻木、疼痛，痰湿流注，阴疽肿毒。

**应用：** 3～9克。外用适量。

**禁忌：** 肺虚咳嗽、阴虚火旺者忌服。

# 天南星 tiān nán xīng

南星性热，能治风痰，破伤强直，风搐自安。

**鉴别选购：**以个大、色白、粉性足者为佳。

整体：呈扁球形，质坚硬，不易破碎。气微辛，味麻辣。

表面：类白色或淡棕色，较光滑。

断面：不平坦，白色，粉性。

混伪品：

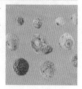

黄苞南星

呈扁平类圆球形或略扁，表面为黄白或暗棕褐色。

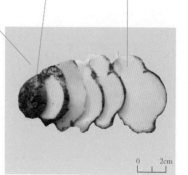

`0    2cm`

**性味归经：**苦、辛，温；有毒。归肺、肝、脾经。

**功能主治：**散结消肿。外用治痈肿，蛇虫咬伤。

**应用：**内服：煎汤（多制用），3～9克；或入丸、散。外用生品适量，研末撒或以醋、酒调敷患处。

**禁忌：**孕妇慎用；生品内服宜慎。

**贮藏：**置通风干燥处，防霉、防蛀。

# 白附子   bái fù zǐ

白附辛温，治面百病，血痹风疮，中风痰症。

**鉴别选购：**以肥大、坚实、色白、粉性足者为佳。

化痰止咳平喘药——温化寒痰药

整体：呈椭圆形或卵圆形，顶端有茎痕或芽痕。质坚硬。气微，味淡、麻辣刺舌。

表面：白色至黄白色，略粗糙，有环纹及须根痕。

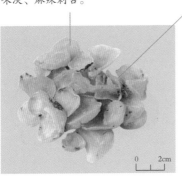

0    2cm

**混伪品：**

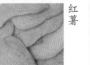

红薯

切面可见淡黄棕色的筋脉点或筋脉纹，具有红薯的清香。

**性味归经：**辛，温；有毒。归胃、肝经。

**功能主治：**祛风痰，定惊搐，解毒散结，止痛。用于中风痰壅，口眼㖞斜，语言謇涩，惊风癫痫，破伤风；痰厥头痛，偏正头痛，瘰疬痰核，毒蛇咬伤。

**应用：**3～6克，一般炮制后用。外用生品适量捣烂，熬膏或研末以酒调敷患处。

**禁忌：**孕妇慎用；生品内服宜慎。

# 白前 bái qián

白前性温，降气下痰，咳嗽喘满，服之皆安。

**鉴别选购**：以根粗、须根长、无泥土者为佳。

整体：根茎呈细长圆柱形，有分枝，稍弯曲，节明显，簇生纤细弯曲的根，有呈毛须状分枝，盘曲成团。顶端有残茎。质脆，断面中空。气微，味微甜。

表面：黄白色或黄棕色。

**混伪品：**

瓦草根

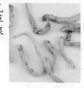

呈长圆锥形，表面黄白色或浅棕色，有纵皱及横纹。

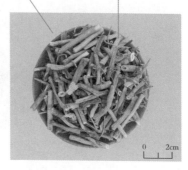

0    2cm

**性味归经**：辛、苦，微温。归肺经。

**功能主治**：降气，消痰，止咳。用于肺气壅实，咳嗽痰多，胸满喘急。

**应用**：3 ~ 10 克。

**禁忌**：阴虚火旺、肺肾气虚咳嗽者慎服。

# 礞石 méng shí

青礞石寒，硝煅金色，坠痰消食，疗效莫测。

**鉴别选购：** 青礞石以色青、块整、断面有星点、无泥土夹杂者为佳。金礞石以色棕黄、块整、无杂质者为佳。

青礞石：不规则扁斜块状或斜棱状，青灰或灰绿色，微带光泽，体重、质软、易碎，断面层片状，可见发光星点，无臭，味淡。

金礞石：不规则块状或碎粒状，棕黄色，有光泽，质脆、易碎，气微，味淡。

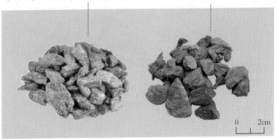

0    2cm

**性味归经：** 甘、咸，平。归肺、心、肝经。

**功能主治：** 坠痰下气，平肝镇惊。用于顽痰胶结，咳逆喘急，癫痫发狂，烦躁胸闷，惊风抽搐。

**应用：** 3～6 克，多入丸散用；煎汤 10～15 克，布包先煎。

**禁忌：** 体虚胃弱、阴虚燥痰者及孕妇禁服。

化痰止咳平喘药——清化热痰药

280

# 黄药子 huáng yào zǐ

黄药子苦，消瘿解毒，瘿瘤疮肿，吐衄血出。

**鉴别选购**：以片大、外皮棕黑色、断面黄色者为佳。

整体：不规则小块或厚片。周边棕黑色，密布黄白色至棕黄色圆形根痕和须根痕，质坚脆。气微，味苦。

表面：片面淡黄色至黄棕色，呈颗粒状，并散有多数橙黄色的斑点，粉质。

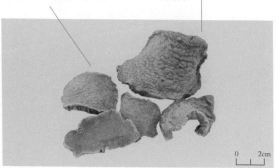

0　2cm

**性味归经**：苦，寒；有毒。归心、肝经。

**功能主治**：凉血，降火，消瘿，解毒。用于吐血、衄血，喉痹，瘿瘤，疮痈瘰疬，蛇犬咬伤。

**应用**：5～9克。外用适量，研细末涂患处。

**禁忌**：痈疽已溃者不宜服用。

# 浙贝母 zhè bèi mǔ

贝母微寒，止嗽化痰，肺痈肺痿，开郁除烦。

**鉴别选购：**以鳞叶肥厚、质坚实、粉性足为佳。

整体：为鳞茎外层的单瓣鳞叶，略呈新月形，高1～2厘米，直径2～3.5厘米。质硬而脆，易折断。气微，味微苦。

表面：外表面类白色至淡黄色，内表面白色或淡棕色，被有白色粉末。

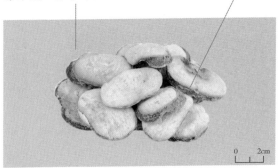

0    2cm

**性味归经：**苦，寒。归肺、心经。

**功能主治：**清热化痰止咳，解毒散结消痈。用于风热咳嗽，痰火咳嗽，肺痈，乳痈，瘰疬，疮毒。

**应用：**5～10克。

**禁忌：**不宜与川乌、制川乌、草乌、制草乌、附子同用。

# 胆南星 dǎn nán xīng

胆南星凉，气腥味苦，清热化痰，息风定惊。

**鉴别选购：** 以颜色深、气味淡者为佳。

整体：呈方块状或圆柱状。质硬。气微腥，味苦。

表面：棕黄色、灰棕色或棕黑色。

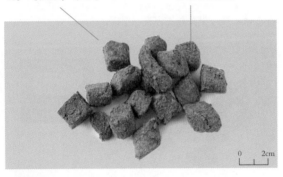

`0  2cm`

化痰止咳平喘药——清化热痰药

**性味归经：** 苦、微辛，凉。归肺、肝、脾经。

**功能主治：** 清热化痰，息风定惊。用于痰热咳嗽，咳痰黄稠，中风痰迷，癫狂惊痫。

**应用：** 3～6克。

**禁忌：** 气血虚者忌服。孕妇慎服。

**贮藏：** 置通风干燥处，防蛀。

# 胖大海 pàng dà hǎi

胖大海淡，清热开肺，咳嗽咽痛，音哑便秘。

**鉴别选购：** 以个大、外皮细、淡黄棕色、有细皱纹及光泽、无破皮者为佳。

整体：呈纺锤形或椭圆形，外层种皮极薄，质脆，易脱落。中层种皮较厚，黑褐色，质松易碎，遇水膨胀成海绵状。内层种皮可与中层种皮剥离。气微，味淡，嚼之有黏性。

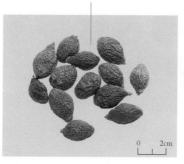

0    2cm

**混伪品：**

圆粒萍婆

胖大海遇水膨胀为原来的8倍。而伪品遇水膨胀体积为原来的3～4倍。

**性味归经：** 甘，寒。归肺、大肠经。

**功能主治：** 清热润肺，利咽开音，润肠通便。用于肺热声哑，干咳无痰，咽喉干痛，热结便秘，头痛目赤。

**应用：** 2～3枚，沸水泡服或煎服。

**禁忌：** 脾胃虚寒体质、风寒感冒引起的咳嗽、咽喉肿痛者不宜服用。

化痰止咳平喘药——清化热痰药

# 海藻 hǎi zǎo

*海藻咸寒，消瘿散疬，除胀破癥，利水通闭。*

**鉴别选购：** 以身干、色黑褐、白霜少、无杂质者为佳。

整体：较小，分枝互生，先端稍膨大。气囊腋生，纺锤形或球形，囊柄较长。质较硬。

表面：皱缩卷曲，黑褐色，有的被白霜。

**混伪品：**

羊栖菜

藻体呈黄褐色，藻类分为假根、茎、叶片和气囊四部分。

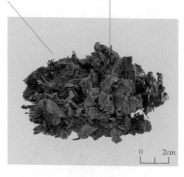

0    2cm

**性味归经：** 苦、咸，寒。归肝、胃、肾经。

**功能主治：** 消痰软坚散结，利水消肿。用于瘿瘤，瘰疬，睾丸肿痛，痰饮水肿。

**应用：** 6～12克。

**禁忌：** 不宜与甘草同用。

# 前胡 qián hú

前胡微寒，宁嗽化痰，寒热头痛，痞闷能安。

**鉴别选购：** 以质硬脆，可折断，断面不整齐，淡黄白色，气芳香，味微苦、辛者为佳。

整体：类圆形或不规则形的薄片。气芳香，味微苦、辛。

表面：外表皮黑褐色或灰黄色，散有多数棕黄色油点，可见棕色环纹及放射状纹理或见残留的纤维状叶鞘残基。

切面：黄白色至淡黄色，皮部散。

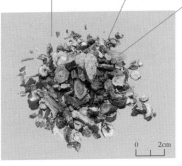

**混伪品：**

防葵的根

个体较大，韧皮部占根的大部分。木质部和韧皮部油室均少见。味微甘而后微苦。

**性味归经：** 苦、辛，微寒。归肺经。

**功能主治：** 降气化痰，散风清热。用于痰热喘满，咳痰黄稠，风热咳嗽痰多。

**应用：** 3～10克。

**禁忌：** 不可用于气虚血少之病。

# 竹茹 zhú rú

竹茹止呕，能除寒热，胃热咳哕，不寐安歇。

**鉴别选购：** 以身干、丝细均匀，色黄绿、质柔软、无硬片、有弹性者为佳。

整体：卷曲成团的不规则丝条状。宽窄厚薄不等，纤维性，体轻松，质柔韧，有弹性。气微，味淡。

表面：浅绿色、黄绿色或黄白色。

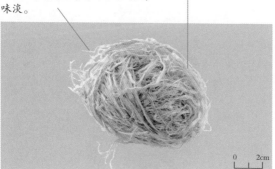

0    2cm

**性味归经：** 甘，微寒。归肺、胃、心、胆经。

**功能主治：** 清热化痰，除烦，止呕。用于痰热咳嗽，胆火挟痰，惊悸不宁，心烦失眠；中风痰迷，舌强不语；胃热呕吐，妊娠恶阻，胎动不安。

**应用：** 5～10克。

**禁忌：** 寒痰咳喘、胃寒呕逆及脾虚泄泻者禁服。

化痰止咳平喘药——清化热痰药

287

# 瓜蒌 guā lóu

瓜蒌仁寒，宁嗽化痰，伤寒结胸，解渴止烦。

**鉴别选购：** 以完整不破、果皮厚、皱缩有筋、体重、糖分足者为佳。

整体：呈类球形或宽椭圆形，长 7 ～ 15 厘米，直径 6 ～ 10 厘米。

表面：表面橙红色或橙黄色，皱缩或较光滑，顶端有圆形的花柱残基，基部略尖，具残存的果梗。

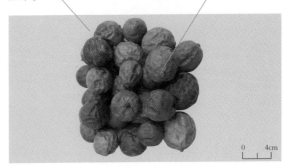

0    4cm

**性味归经：** 甘、微苦，寒。归肺、胃、大肠经。

**功能主治：** 清热涤痰，宽胸散结，润燥滑肠。用于肺热咳嗽，痰浊黄稠，肺痈，肠痈，大便秘结。

**应用：** 9 ～ 15 克。

**禁忌：** 不宜与川乌、制川乌、草乌、制草乌、附子同用。

# 川贝母 chuān bèi mǔ

> 贝母微寒，止嗽化痰，肺痈肺痿，开郁除烦。

**鉴别选购：** 以鳞茎质坚实、粉性足、色白者为佳。

青贝：形状扁球形，色白，鳞叶2瓣，大小相似，相对抱合，顶部开裂。

炉贝：形状长圆锥形，具棕色斑点，习称"虎皮斑"，鳞叶2瓣，大小相近，相对抱合，顶部开裂略尖，基部稍尖或较钝。

松贝：形状圆锥形或近球形，色白，鳞叶2瓣，大抱小，称"怀中抱月"，顶部闭合平整，味微苦，质量最佳。

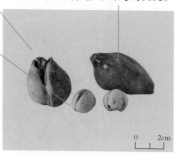

0    2cm

**性味归经：** 苦、甘，微寒。归肺、心经。

**功能主治：** 清热润肺，化痰止咳，散结消痈。用于肺热燥咳，干咳少痰，阴虚劳嗽，痰中带血，瘰疬，乳痈，肺痈。

**应用：** 3～10克；研粉冲服，一次1～2克。

**禁忌：** 不宜与川乌、制川乌、草乌、制草乌、附子同用。

# 天竺黄 tiān zhú huáng

> 天竺黄甘，急慢惊风，镇心解热，化痰有功。

**鉴别选购：** 以干燥、片块大、灰白色、质脆、光亮、吸湿性强者为佳。

整体：不规则的片块或颗粒，大小不一。体轻，质硬而脆，易破碎，吸湿性强。气微，味淡。

表面：灰蓝色、灰黄色或灰白色，有的洁白色，半透明，略带光泽。

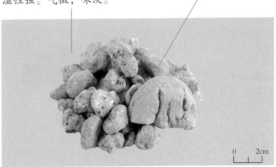

0    2cm

**性味归经：** 甘，寒。归心、肝经。

**功能主治：** 清热豁痰，凉心定惊。用于热病神昏，中风痰迷，小儿痰热惊痫、抽搐、夜啼。

**应用：** 3～9克。

**禁忌：** 孕妇禁用。

# 瓦楞子 wǎ léng zǐ

瓦楞子咸，妇人血块，男子痰癖，癥瘕可愈。

**鉴别选购：**以个均匀、洁净、无残肉、无沙土者为佳。

整体：呈三角形或扇形，长 4 ~ 5 厘米，高 3 ~ 4 厘米。壳缘有与壳外面直楞相对应的凹陷，铰合部具小齿 1 列。质坚。气微，味淡。

表面：外面隆起，有棕褐色茸毛或已脱落。

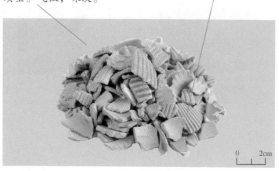

0    2cm

**性味归经：**咸，平。归肺、胃、肝经。

**功能主治：**消痰化瘀，软坚散结，制酸止痛。用于顽痰胶结，黏稠难咳，瘿瘤，瘰疬，癥瘕痞块，胃痛泛酸。

**应用：**9 ~ 15 克，先煎。

**禁忌：**无瘀血痰积者勿用。

# 昆布 kūn bù

昆布咸寒，软坚清热，瘿瘤瘰瘕，瘰疬痰核。

**鉴别选购：** 以色黑褐、体厚、整齐、无杂质者为佳。

整体：呈不规则的宽丝状，多卷折，黑褐色或绿褐色。类革质，水浸软后膨胀。气腥，味微咸。

表面：中部较厚，边缘薄而呈波状，残存柄部扁圆状。

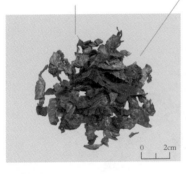

混伪品：

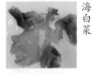

海白菜

叶状体卵形、披针形或近圆形，有多数大小不等的孔。

**性味归经：** 咸，寒。归肝、胃、肾经。

**功能主治：** 软坚散结，消痰，利水。用于瘿瘤，瘰疬，睾丸肿痛，痰饮水肿。

**应用：** 6～12克。

**禁忌：** 脾胃虚寒蕴湿者忌服。

**贮藏：** 置干燥处。

# 蛤壳 gé qiào

蛤壳味咸，清热化痰，胸痛水肿，坚软结散。

**鉴别选购：**以光滑、色黄白、无泥污者为佳。

整体：扇形或类圆形，背缘略呈三角形，腹缘呈圆弧形，壳外面光滑，黄褐色，壳内面白色，边缘无齿纹，质坚硬，断面有层纹。气微，味淡。

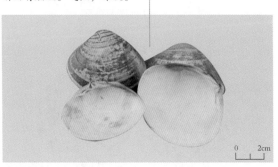

0    2cm

**性味归经：**苦、咸，寒。归肺、肾、胃经。

**功能主治：**清热化痰，软坚散结，制酸止痛；外用收湿敛疮。用于痰火咳嗽，胸胁疼痛，痰中带血，瘰疬瘿瘤，胃痛吞酸；外治湿疹，烫伤。

**应用：**6～15克；先煎，蛤粉包煎。外用适量，研极细粉撒布或油调后敷患处。

**禁忌：**脾胃虚寒者慎服。

# 冬瓜子 *dōng guā zǐ*

冬瓜子寒，利湿清热，排脓消肿，化痰亦良。

**鉴别选购：** 以白色、粒大、饱满、无杂质者为佳。

整体：呈扁平的长椭圆形或卵圆形，体轻。无臭，味微甜。

表面：种皮黄白色，一端钝圆，另一端尖，尖端有两个小突起，边缘光滑（单边冬瓜子），或两面边缘均有一个环纹（双边冬瓜子）。

化痰止咳平喘药——清化热痰药

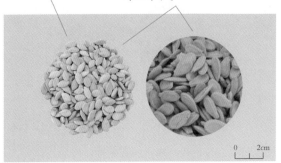

0    2cm

**性味归经：** 甘，凉。归肺、肝、小肠经。

**功能主治：** 清热化痰，消痈利水。用于痰热咳嗽，肺痈，肠痈，淋病，水肿，脚气。

**应用：** 9～30克；用时捣碎。

**禁忌：** 脾胃虚寒者慎服。

# 罗汉果 luó hàn guǒ

罗汉果小功效大，润喉止咳把痰化。

**鉴别选购：** 以颜色呈浅红色或棕红色、两面中间微凹陷、四周有放射状沟纹、边缘有槽者为佳。

整体：呈卵形、椭圆形或球形，浅棕色，果瓤海绵状。体轻，质脆，果皮薄，易破。气微，味甜。

表面：褐色、黄褐色或绿褐色，有深色斑块和黄色柔毛，有的具6～11条纵纹。

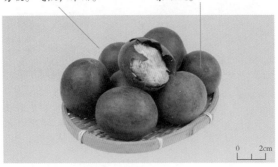

0    2cm

**性味归经：** 甘，凉。归肺、大肠经。

**功能主治：** 清热润肺，利咽开音，滑肠通便。用于肺热燥咳，咽痛失音，肠燥便秘。

**应用：** 9 ～ 15 克，泡水或水煎。

**禁忌：** 脾胃虚寒者忌服。

# 桔梗 jié gěng

桔梗味苦，疗咽肿痛，载药上升，开胸利壅。

**鉴别选购：** 以根肥大、色白、质坚实、味苦者为佳。

整体：呈椭圆形或不规则厚片。外皮多已除去或偶有残留。气微，味微甜后苦。

切面：皮部黄白色，较窄，形成棕色层环纹；木部宽，有较多裂隙。

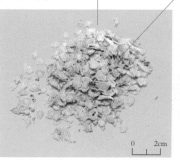

0    2cm

**混伪品：**

南沙参

质松泡，易折断，呈圆锥形或圆柱形，表面黄白色或淡棕黄色。

**性味归经：** 苦、辛，平。归肺经。

**功能主治：** 宣肺，利咽，祛痰，排脓。用于咳嗽痰多，胸闷不畅，咽痛音哑，肺痈吐脓。

**应用：** 3～10克。

**禁忌：** 阴虚久嗽、气逆及咯血者忌服。

# 苦杏仁 kǔ xìng rén

杏仁温苦，风寒喘嗽，大肠气闭，便难切要。

**鉴别选购：** 以颗粒饱满、完整、味苦者为佳。

整体：呈扁心形，一端尖，另端钝圆，肥厚，左右不对称，种皮薄，子叶2，乳白色，富油性。气微，味苦。

表面：表面乳白色或黄白色，尖端一侧有短线形种脐，圆端合点处向上具多数深棕色的脉纹。

**混伪品：**

桃仁

呈扁长卵形，表面黄棕色至红棕色，密布颗粒状突起。

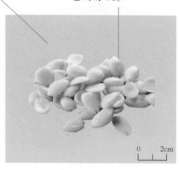

0    2cm

**性味归经：** 苦，微温；有小毒。归肺、大肠经。

**功能主治：** 降气止咳平喘，润肠通便。用于咳嗽气喘，胸满痰多，肠燥便秘。

**应用：** 5～10克，生品入煎剂宜后下。

**禁忌：** 内服不宜过量，以免中毒。

# 桑白皮 sāng bái pí

桑皮甘辛，止嗽定喘，泻肺火邪，其功不浅。

**鉴别选购：** 以色白、皮厚、质柔韧、粉性足者为佳。

化痰止咳平喘药——止咳平喘药

整体：呈扭曲的卷筒状、槽状或板片状，长短宽窄不一，易纵向撕裂，撕裂时有粉尘飞扬。气微，味微甘。体轻，质韧，纤维性强，难折断。

表面：外表面白色或淡黄白色，较平坦；内表面黄白色或灰黄色，有细纵纹。

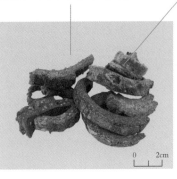

0 ___ 2cm

**混伪品：**

柘树皮

外表面多灰白色，较粗糙，难折断，断面略带纤维性。气微，无豆腥气味，味微苦涩。

**性味归经：** 甘，寒。归肺经。

**功能主治：** 泻肺平喘，利水消肿。用于肺热喘咳，水肿胀满尿少，面目肌肤浮肿。

**应用：** 6～12克。

**禁忌：** 肺虚无火、小便多及风寒咳嗽者忌服。

# 款冬花 kuǎn dōng huā

**鉴别选购**：以蕾大、肥壮、色紫红、花梗短者为佳。

整体：呈长圆棒状。上端较粗，下端渐细或带有短梗，外面被有多数鱼鳞状苞片，撕开后可见白色茸毛。体轻，气香，味微苦而辛。

表面：外表面紫红色或淡红色，内表面密被白色絮状茸毛。

**混伪品**：

蜂斗菜

花茎中空，被白色茸毛或蛛丝状绵毛。

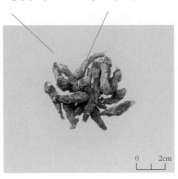

0    2cm

化痰止咳平喘药——止咳平喘药

**性味归经**：辛、微苦，温。归肺经。

**功能主治**：润肺下气，止咳化痰。用于新久咳嗽，喘咳痰多，劳嗽咯血。

**应用**：5 ～ 10 克。

**禁忌**：阴虚劳嗽者忌服。

299

# 葶苈子 tíng lì zǐ

葶苈辛苦，利水消肿，痰嗽癥瘕，治喘肺痈。

**鉴别选购**：以身干、子粒饱满、纯净者为佳。

整体：呈扁卵形，一端钝圆，另端微凹或较平截，种脐类白色，位于凹入端或平截处。气微，味微辛、苦，略带黏性。

表面：棕色或红棕色，微有光泽，具纵沟2条，其中1条较明显。

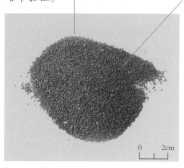

0    2cm

混伪品：

蒢菜子

圆形而扁，基部具小凹，表面暗褐色。

**性味归经**：辛、苦，大寒。归肺、膀胱经。

**功能主治**：泻肺平喘，行水消肿。用于痰涎壅肺，喘咳痰多，胸胁胀满，不得平卧，胸腹水肿，小便不利。

**应用**：3～10克，包煎。

**禁忌**：虚喘无实者忌服。

# 紫苏子 ZǏ SŪ ZǏ

苏子味辛，驱痰降气，止咳定喘，更润心肺。

**鉴别选购：** 以色灰黑、粒均匀、无泥土者为佳。

整体：呈卵圆形或类球形，直径约 0.15 厘米。果皮薄而脆，易压碎。种子黄白色，种皮膜质；子叶 2 片，类白色，有油性。压碎有香气，味微辛。

表面：灰棕色或灰褐色，有微隆起的暗紫色网纹。

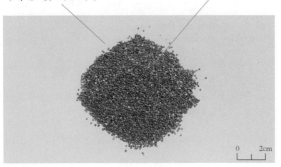

0    2cm

**性味归经：** 辛，温。归肺、大肠经。

**功能主治：** 降气化痰，止咳平喘，润肠通便。用于痰壅气逆，咳嗽气喘，肠燥便秘。

**应用：** 3～10 克。

**禁忌：** 气虚久嗽、阴虚喘逆、脾虚便滑者皆不可用。

# 紫菀 zǐ wǎn

紫菀苦辛，痰喘咳逆，肺痈吐脓，寒热并济。

**鉴别选购：** 以根长、色紫、质柔韧者为佳。

整体：呈不规则的厚片或段。气微香，味甜，微苦。

表面：根外表皮紫红色或灰红色，有纵皱纹。

切面：淡棕色，中心具棕黄色的木心。

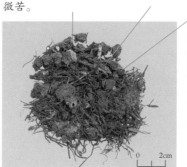

混伪品：

马兰根

根状茎粗壮，外包有大量致密的红紫色折断的老叶残留。

**性味归经：** 辛、苦，温。归肺经。

**功能主治：** 润肺下气，消痰止咳。用于痰多喘咳，新久咳嗽，劳嗽咯血。

**应用：** 5～10 克。

**禁忌：** 实热者忌服。

**贮藏：** 置阴凉干燥处，防潮。

# 百部 <ruby>bǎi bù</ruby>

百部味甘，骨蒸劳瘵，杀痨蛔虫，久嗽功大。

**鉴别选购：** 以根粗壮、质坚实、色黄白者为佳。

整体：呈不规则厚片或不规则条形斜片。气微、味甘、苦。

切面：灰白色、淡黄棕色或黄白色，角质样；皮部较厚，中柱扁缩，质韧软。

**混伪品：**

石刁柏

表面黄棕色，有纵皱。质硬脆，断面淡棕色，木部类白色。口尝味甘而苦。

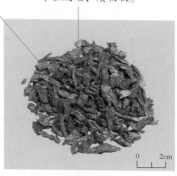

0    2cm

化痰止咳平喘药——止咳平喘药

**性味归经：** 甘、苦，微温。归肺经。

**功能主治：** 润肺下气止咳，杀虫灭虱。用于新久咳嗽，肺痨咳嗽，顿咳；外用于头虱，体虱，蛲虫病，阴痒。蜜百部润肺止咳，用于阴虚劳嗽。

**应用：** 3～9克。外用适量，水煎或酒浸。

**禁忌：** 孕妇及脾胃虚弱、恶心呕吐、食欲不振、便溏或腹泻者慎用。

# 白果 bái guǒ

白果甘苦，喘嗽白浊，点茶压酒，不可多嚼。

**鉴别选购：** 以大小均匀、洁白、饱满、种仁不霉者为佳。

整体：略呈椭圆形，一端稍尖，另端钝。气微，味甘、微苦。

表面：黄白色或淡棕黄色，平滑，具 2～3 条棱线。

横断面：外层黄色，胶质样，内层淡黄色或淡绿色，粉性，中间有空隙。

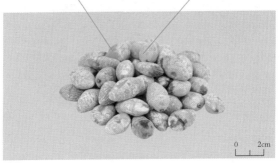

0   2cm

**性味归经：** 甘、苦、涩，平；有毒。归肺、肾经。

**功能主治：** 敛肺定喘，止带缩尿。用于痰多喘咳，带下白浊，遗尿尿频。

**应用：** 5～10 克。

**禁忌：** 禁生食，生食有毒。

# 马兜铃 mǎ dōu líng

> 兜铃苦寒，能熏痔漏，定喘消痰，肺热久咳。

**鉴别选购：** 以个大、黄绿色、不破裂、无杂质者为佳。

整体：呈卵圆形，长 3～7 厘米，直径 2～4 厘米。顶端平钝，果梗也分裂为 6 条。气特异，味微苦。

表面：黄绿色、灰绿色或棕褐色，有纵棱线 12 条，由棱线分出多数横向平行的细脉纹。

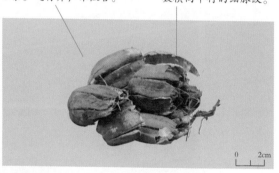

0 ___ 2cm

**性味归经：** 苦，微寒。归肺、大肠经。

**功能主治：** 清肺降气，止咳平喘，清肠消痔。用于肺热咳喘，痰中带血，肠热痔血，痔疮肿痛。

**应用：** 3～9 克。

**禁忌：** 儿童及老年人慎用；孕妇、婴幼儿及肾功能不全者禁用。本品含马兜铃酸，可引起肾脏损害等不良反应。

# 枇杷叶 pí pá yè

枇杷叶苦，偏理肺脏，吐哕不已，解酒清上。

**鉴别选购：**以身干、叶大、色绿或红棕色、不破碎、无黄叶者为佳。

整体：呈长短不一的丝状，宽约 5 毫米，上表面灰绿色、黄棕色或红棕色，较光滑。革质而脆。气微，味微苦。

表面：无绒毛，主脉显著突起。

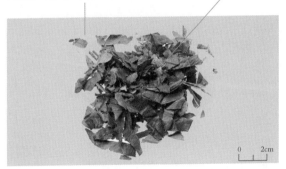

0  2cm

**性味归经：**苦，微寒。归肺、胃经。

**功能主治：**清肺止咳，降逆止呕。用于肺热咳嗽，气逆喘急，胃热呕逆，烦热口渴。

**应用：**6～10 克。

**禁忌：**肺寒咳嗽及胃寒呕吐者禁服。

# 洋金花 yáng jīn huā

洋金花温，平喘止咳，麻醉止痛，解痉止搐。

**鉴别选购：** 以去萼、朵大、质厚、整齐、黄棕色、有香气者为佳。

整体：呈喇叭状，多皱缩成条状，完整者长9～15厘米。质脆。气微，味微苦。

表面：微有茸毛；花冠喇叭状，淡黄色或黄棕色。

花萼：呈筒状，灰绿色或灰黄色。

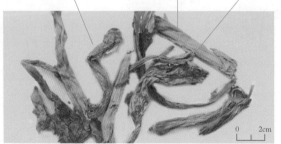

0    2cm

**性味归经：** 辛，温；有毒。归肺、肝经。

**功能主治：** 平喘止咳，镇痛解痉。用于哮喘咳嗽，脘腹冷痛，风湿痹痛，小儿慢惊风；外科麻醉。

**应用：** 0.3～0.6克；宜入丸散；也可卷烟分次燃吸（一日量不得超过1.5克）。外用适量。

**禁忌：** 孕妇，外感及痰热咳喘、青光眼、高血压及心动过速患者禁用。

# 第十五章

## 安神药

凡以宁心安神为主要功效，用于心神不安病证的方药称为安神药。安神药主要用来治疗心神不宁的心悸怔忡，失眠多梦；亦可作为惊风、癫痫、狂妄等病症的辅助药物。部分安神药又可用来治疗热毒疮肿、肝阳眩晕、自汗盗汗、肠燥便秘、痰多咳喘等症。常见安神药可分为以下两大类别。

◎重镇安神药
◎养心安神药

# 琥珀 hǔ pò

琥珀味甘，安魂定魄，破瘀消癥，利水通涩。

**鉴别选购：**以色红、质脆、断面光亮者为佳。

整体：呈不规则的块状、颗粒状或多角形，手捻有涩感。无臭、味淡，嚼之无砂砾感。质硬而脆，易碎。

表面：黄棕色、血红色及黑棕色。

混伪品：

松香

大小不一，表面呈浅黄色、黄色、黄红色，常有一层黄色粉霜。

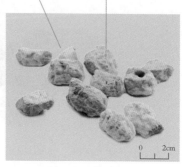

0    2cm

**性味归经：**平，甘。归心、肝、膀胱经。

**功能主治：**镇惊安神，散瘀止血，利水通淋。用于惊风癫痫，惊悸失眠，血淋血尿，小便不通，妇女闭经，产后停瘀腹痛，痈疽疮毒，跌打创伤。

**应用：**内服：研末，1～3克；或入丸、散。外用：适量，研末撒或点眼。

**禁忌：**阴虚内热及无瘀滞者忌服。

# 朱砂 zhū shā

朱砂味甘，镇心养神，祛邪解毒，定魄安魂。

**鉴别选购：**以体重、质脆、片状者易破碎、粉末状、有闪烁的光泽者为佳。

整体：为粒状或块状集合体，鲜红色或暗红色，具光泽。气微，味淡。

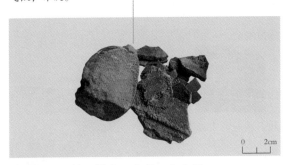

0  2cm

**性味归经：**甘，微寒；有毒。归心经。

**功能主治：**清心镇惊，安神，明目，解毒。用于心悸易惊，失眠多梦，癫痫发狂，小儿惊风，视物昏花，口疮，喉痹，疮疡肿毒。

**应用：**0.1～0.5克，多入丸散服，不宜入煎剂。外用适量。

**禁忌：**本品有毒，不宜大量服用，也不宜少量久服；孕妇及肝肾功能不全者禁用。

# 磁石 cí shí

磁石味咸，专杀铁毒，若误吞针，系线即出。

**鉴别选购：**以色铁黑、断面致密有光泽、吸铁能力强、杂质少者为佳。

整体：为不规则的碎块。质坚硬。具磁性。有土腥气，味淡。

表面：灰黑色或褐色，条痕黑色，具金属光泽。

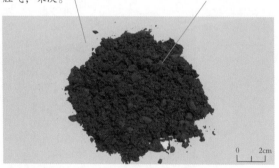

0    2cm

**性味归经：**咸，寒。归心、肝、肾经。

**功能主治：**镇惊安神，平肝潜阳，聪耳明目，纳气平喘。用于惊悸失眠，头晕目眩，视物昏花，耳鸣耳聋，肾虚气喘。

**应用：**9～30克，先煎。

**禁忌：**脾胃虚弱者不宜多服、久服。

**贮藏：**置干燥处。

311

# 龙骨 lóng gǔ

龙骨味甘，梦遗精泄，崩带肠痈，惊痫风热。

**鉴别选购：** 以质硬、色白、吸湿性强者为佳。断面无吸湿性、烧之发烟有异臭者不可药用。

整体：呈骨骼状或破碎呈不规则的块状，吸湿性强，以舌舔之有吸力。质硬。无臭，无味。

表面：白色、灰白色或浅棕色，多较平滑。

断面：不平坦，色白，细腻如粉质，关节处有多数蜂窝状小孔。

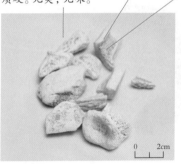

0   2cm

**混伪品：**

风化动物骨骼外包滑石粉

骨骼小或呈不规则块状，表面附着较多的白色粉，以舌舔无吸湿力。

**性味归经：** 甘、涩，平。归心、肝、肾经。

**功能主治：** 镇惊安神，平肝潜阳，收敛固涩。用于心神不宁，心悸失眠，惊痫癫狂，肝阳眩晕，滑脱诸证。外用生肌敛疮。

**应用：** 9～30克，先煎。

**禁忌：** 有湿热、实邪者忌服。

安神药——重镇安神药

# 龙齿 lóng chǐ

龙齿涩凉属木肝，镇心妄魂理固然。
专疗痫癫狂热病，及治五惊十二病。

**鉴别选购：** 以不带牙床、断面吸湿性强者为佳。

整体：成较完整的齿状或破碎的块状，分为犬齿及白齿。犬齿呈圆锥状，先端较细或略弯曲，近尖端处中空；白齿呈圆柱形或方柱形，略弯曲，一端较细，多有深浅不同的棱；青龙齿呈青灰色或暗棕色者，质较坚；白龙齿呈黄白色者。

断面：粗糙，凹凸不平或有不规则的凸起棱线。

混伪品

未石化的动物牙齿

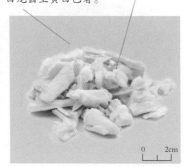

表面棕黄色，无附着的矿土矿石。

0  2cm

**性味归经：** 甘、涩，凉。归心、肝、肾经。

**功能主治：** 镇惊安神，除烦热。用于惊痫癫狂，心悸，失眠。

**应用：** 9～30克，先煎。

**禁忌：** 畏石膏。

# 酸枣仁 suān zǎo rén

酸枣味酸，敛汗驱烦，多眠用生，不眠用炒。

**鉴别选购：** 以粒大、饱满、完整、有光泽、外皮紫红色、无核壳者为佳。

整体：呈扁圆形或扁椭圆形，长5～9毫米，宽5～7毫米，种皮较脆。

表面：紫红色或紫褐色，平滑有光泽。

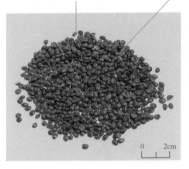

0  2cm

混伪品：

枳椇子

直径1毫米，表面红棕色、棕黑色或绿棕色，有光泽，种皮坚韧。

**性味归经：** 甘、酸，平。归肝、胆、心经。

**功能主治：** 养心补肝，宁心安神，敛汗，生津。用于虚烦不眠，惊悸多梦，体虚多汗，津伤口渴。

**应用：** 10～15克。用时捣碎。

**禁忌：** 内有实邪郁火及肾虚滑泄梦遗者慎服。

# 远志 yuǎn zhì

远志气温，能驱惊悸，安神镇心，令人多记。

**鉴别选购：** 以条粗、皮细、肉厚者为佳。

整体：呈圆柱形
的段。气微，味
苦、微辛，嚼之
有刺喉感。

外表皮：灰黄
色至灰棕色，
有横皱纹。

切面：棕黄色，
中空。

**混伪品：**

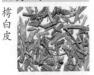

栌白皮

呈不整齐的卷筒
状，表面灰黄色
或黄褐色，断面
不平坦，味苦。

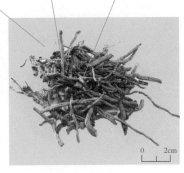

0    2cm

**性味归经：** 苦、辛，温。归心、肾、肺经。

**功能主治：** 安神益智，交通心肾，祛痰开窍，消肿
散痈。用于心肾不交引起的失眠多梦、健忘惊悸、
神志恍惚，咳痰不爽，疮疡肿毒，乳房肿痛。

**应用：** 10～15克。

**禁忌：** 剂量过大易致恶心、呕吐。

# 灵芝 líng zhī

灵芝安神补气血，止咳平喘性甘平。

**鉴别选购：** 以红褐色至紫褐色、有光泽、无霉斑、气微香者为佳。

整体：外形呈伞状，菌盖肾形、半圆形或近圆形。菌肉白色至淡棕色。气微香，味苦涩。

菌柄圆柱形，侧生，红褐色至紫褐色，光亮；孢子细小，黄褐色。

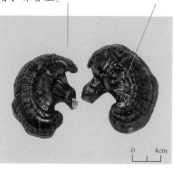

0　4cm

**混伪品：**

柄树舌

外观呈半圆形，无似漆样光泽，有较稠密同心环沟和环带。

**性味归经：** 甘，平。归心、肺、肝、肾经。

**功能主治：** 补气安神，止咳平喘。用于心神不宁，失眠心悸，肺虚咳喘，虚劳短气，不思饮食。

**应用：** 6～12 克。

**禁忌：** 阴虚者不宜饮用。

# 柏子仁

柏子味甘，补心益气，敛汗润肠，更疗惊悸。

**鉴别选购**：以粒饱满、色黄白、油性大、无皮壳及杂质者为佳。

整体：呈长卵形或长椭圆形，质软，富油性。气微香，味淡。

表面：黄白色或淡黄棕色，外包膜质内种皮，顶端略尖，有深褐色的小点。

混伪品：

长糯米

经植物油微炒后表面黄色至黄棕色，可见线性种脐。

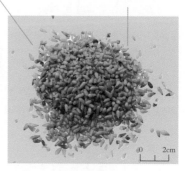

0　　2cm

**性味归经**：甘，平。归心、肾、大肠经。

**功能主治**：养心安神，润肠通便，止汗。用于阴血不足，虚烦失眠，心悸怔忡，肠燥便秘，阴虚盗汗。

**应用**：3～10克。

**禁忌**：便溏及痰多者忌服。

# 合欢皮 hé huān pí

合欢味甘，利人心志，安脏明目，快乐无虑。

**鉴别选购：** 以皮薄均匀、嫩而光润者为佳。

整体：呈弯曲的丝或块片状。气微香，味淡、微涩、稍刺舌。

表面：外表面灰棕色至灰褐色，稍有纵皱纹。内表面淡黄棕色或黄白色，平滑，具细密纵纹。

切面：呈纤维性片状，淡黄棕色或黄白色。

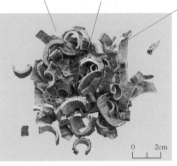

0    2cm

**混伪品：**

山合欢

呈单卷筒状或槽状，比正品厚，外表棕褐色或灰黑色相间。

**性味归经：** 甘，平。归心、肝、肺经。

**功能主治：** 解郁安神，活血消肿。用于心神不安，忧郁失眠，肺痈，疮肿，跌扑伤痛。

**应用：** 6～12克。外用适量，研末调敷。

**禁忌：** 凡外邪实热、脾虚泄泻者忌服；孕妇慎用。

# 合欢花 hé huān huā

欢花甘平心肺脾，强心解郁安神宜，
虚烦失眠健忘肿，精神郁闷劳损极。

**鉴别选购：** 以色淡黄棕色、梗短者为佳。

整体：头状花序，
皱缩成团。花全体
密被毛茸，细长而
弯曲，淡黄色或黄
褐色，气微香，味淡。

花梗：黄绿
色，有纵纹，
被稀疏茸毛。

花丝：细长，
黄棕色至黄褐
色，下部合生，
上部分离，伸
出花冠筒外。

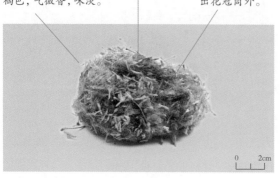

0    2cm

**性味归经：** 甘，平。归心、肝经。

**功能主治：** 解郁安神。用于心神不安，忧郁失眠。

**应用：** 5～10 克。

**禁忌：** 阴虚津伤者慎用。

# 首乌藤 *shǒu wū téng*

> 首乌藤平，养心安神，祛风通络，风湿可缓。

**鉴别选购:** 以身干、粗壮、条匀、外皮紫红色者为佳。

整体：呈圆柱形的段。气微，味微苦涩。

外表面：紫红色或紫褐色。

切面：皮部紫红色，木部黄白色或淡棕色，导管孔明显，髓部疏松，类白色。

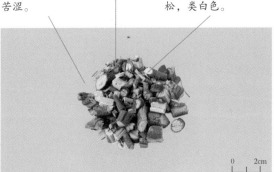

0    2cm

**性味归经**：甘，平。归心、肝经。

**功能主治**：养血安神，祛风通络。用于失眠多梦，血虚身痛，风湿痹痛，皮肤瘙痒。

**应用**：9～15克。外用适量，煎水洗患处。

**禁忌**：燥狂属实火者慎服。

# 第十六章

## 平肝息风药

平肝息风药是指具有平肝潜阳、息风止痉功效的药物。主要用于治疗肝阳上亢及肝风内动等证。常见平肝息风药可分为以下两大类别。

◎平抑肝阳药
◎息风止痉药

# 石决明 shí jué míng

石决明清镇平肝，治目疾阳亢晕眩。

**鉴别选购：** 以个大、壳厚、内面光彩鲜艳者为佳。

整体：为不规则的碎块。灰白色，有珍珠样彩色光泽。质坚硬。气微，味微咸。

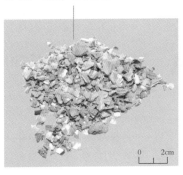

0    2cm

**混伪品：**

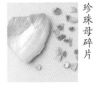

珍珠母碎片

以珍珠母碎片充石决明，光泽不明显。

平肝息风药——平抑肝阳药

**性味归经：** 咸，寒。归肝经。

**功能主治：** 平肝潜阳，清肝明目。用于头痛眩晕，目赤翳障，视物昏花，青盲雀目。

**应用：** 6～20克，先煎。

**禁忌：** 脾胃虚寒者慎服；消化不良、胃酸缺乏者禁服。

**贮藏：** 置干燥处。

# 蒺藜

蒺藜味苦，疗疮瘙痒，白癜头疮，翳除目朗。

**鉴别选购：** 以颗粒均匀、饱满坚实、色灰白者为佳。

整体：由5个分
果瓣组成，呈放
射状排列，呈斧
状，质坚硬。气微，
味苦、辛。

背部：黄绿色，
隆起，并有对
称的长刺和短
刺各1对。

两侧面：粗
糙，有网纹，
灰白色。

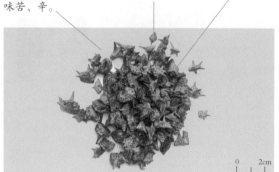

0    2cm

**性味归经：** 辛、苦，微温；有小毒。归肝经。

**功能主治：** 平肝解郁，活血祛风，明目，止痒。用
于头痛眩晕，胸胁胀痛，乳闭乳痈，目赤翳障，风
疹瘙痒。

**应用：** 6～10克。

**禁忌：** 气虚者忌服。

# 牡蛎  mǔ lì

牡蛎微寒，涩精止汗，带崩胁痛，老痰祛散。

**鉴别选购：** 以质坚、内面光洁、色白者为佳。

整体：为不规则的碎块。质硬。气微，味微咸。　　　表面：白色。　　　断面：层状。

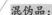

0 ⊢——⊣ 2cm

混伪品：

褶牡蛎

外壳较小，呈不规则长卵圆形或类三角形，壳薄而脆。

**性味归经：** 咸，微寒。归肝、胆、肾经。

**功能主治：** 重镇安神，潜阳补阴，软坚散结。用于惊悸失眠，眩晕耳鸣，瘰疬痰核，癥瘕痞块。煅牡蛎收敛固涩，制酸止痛。用于自汗盗汗，遗精滑精，崩漏带下，胃痛吞酸。

**应用：** 9～30克，先煎。

**禁忌：** 不宜多服久服。

# 代赭石 dài zhě shí

*代赭石寒，下胎崩带，儿疳泻痢，惊痫呕噫。*

**鉴别选购：**以色棕红、断面显层叠状、每层均有钉头者为佳。

整体：呈不规则的扁平块状。体重，质硬。气微，味淡。

表面：暗棕红色或灰黑色，条痕樱红色或红棕色，有的有金属光泽。

断面：砸碎后显层叠状。

平肝息风药——平抑肝阳药

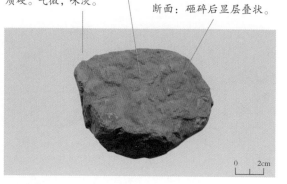

0    2cm

**性味归经：**苦，寒。归肝、心、肺、胃经。

**功能主治：**平肝潜阳，重镇降逆，凉血止血。用于眩晕耳鸣；呕吐，噫气，呃逆，喘息；吐血，衄血，崩漏下血。

**应用：**9～30 克，先煎。

**禁忌：**孕妇慎用。

# 珍珠母 zhēn zhū mǔ

珍珠母寒，潜阳平肝，明目敛湿，定惊神安。

**鉴别选购：**以片大、色白、酥松而不碎、有珠光者为佳。

平肝息风药——平抑肝阳药

整体：呈不规则鳞片状碎块或粉末。黄玉白色、淡黄褐色或银灰白色，质硬而重。气微腥，味淡。

表面：有光彩，可片片剥离。

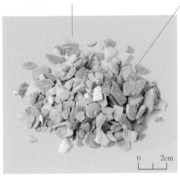

0    2cm

**混伪品：**

海月壳

天津丽蚌

近圆形，极扁平。壳质脆薄而半透明，边缘易破碎

**性味归经：**咸，寒。归肝、心经。

**功能主治：**平肝潜阳，安神定惊，明目退翳。用于头痛眩晕，惊悸失眠，目赤翳障，视物昏花。

**应用：**10～25克，先煎。

**禁忌：**脾胃虚寒者及孕妇慎用。

# 紫贝齿 zǐ bèi chǐ

贝子味咸，解肌散结，利水消肿，目翳清洁。

**鉴别选购：**以壳厚、有光泽者为佳。

整体：呈碎末状，质坚硬，有光泽。无臭，味淡。

表面：被珐琅质，光滑，具棕色与青灰色相间的网状斑纹或蓝白色或灰紫色斑纹。

混伪品：

虎斑宝贝

呈卵圆形，壳质坚厚，布有黑褐色斑点。

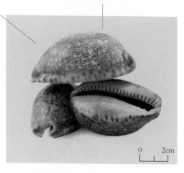

0   2cm

**性味归经：**平、咸。归肝经。

**功能主治：**平肝潜阳，镇惊安神，清肝明目。用于肝阳上亢，头晕目眩，惊悸失眠，目赤翳障，目昏眼花。

**应用：**9～15克，先煎。

**禁忌：**脾胃虚寒者慎服。

# 罗布麻叶 luó bù má yè

平肝清热罗布麻，又能利水降血压。

**鉴别选购**：以外形卷曲、结构紧密、外观颜色绿色且色泽一致者为最佳。

整体：多皱缩卷曲，有的破碎，完整叶片展平后呈椭圆状披针形或卵圆状披针形，淡绿色或灰绿色。质脆。气微，味淡。

表面：先端钝，有小芒尖，边缘具细齿，常反卷，两面无毛。

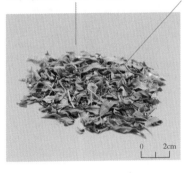

0    2cm

**混伪品：**

番泻叶

呈长卵状披针形至线状披针形，叶黄绿色，稍有黏性。

**性味归经**：甘、苦，凉。归肝经。

**功能主治**：平肝安神，清热利水。用于肝阳眩晕，心悸失眠，浮肿尿少。

**应用**：6～12克。

**禁忌**：脾虚慢惊者慎用。

# 珍珠 zhēn zhū

珍珠气寒，镇惊除痫，开聋磨翳，止渴坠痰。

**鉴别选购：** 以纯净、质坚、有光彩者为佳。

整体：呈类球形、长圆形、卵圆形或棒形，质坚硬，破碎面，显层纹。气微，味淡。

表面：类白色、浅粉红色、浅黄绿色或浅蓝色，半透明，光滑或微有凹凸，具特有的彩色光泽。

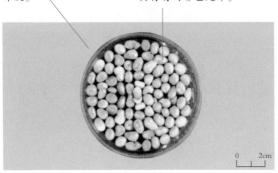

0   2cm

**性味归经：** 甘、咸，寒。归心、肝经。

**功能主治：** 安神定惊，明目消翳，解毒生肌，润肤祛斑。用于惊悸失眠，惊风癫痫，目赤翳障，疮疡不敛，皮肤色斑。

**应用：** 0.1～0.3克，多入丸散用。外用适量。

**禁忌：** 孕妇慎服。

# 天麻 tiān má

天麻味甘，能驱头眩，小儿惊痫，拘挛瘫痪。

**鉴别选购：** 以个大、色黄白、肥嫩、角质状、坚实、无纤维点、断面明亮、无空心者为佳。

整体：呈不规则的薄片。气微，味甘。顶端有红棕色至深棕色鹦嘴状芽或残留茎基。

表面：外表皮淡黄色至黄棕色，有时可见点状排成的横环纹。

切面：黄白色至淡棕色角质样，半透明。

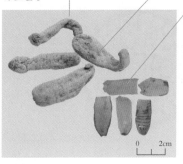

0    2cm

混伪品：

紫茉莉根

紫茉莉根的切片，边缘残留表皮纤维。

**性味归经：** 甘，平。归肝经。

**功能主治：** 息风止痉，平抑肝阳，祛风通络。用于小儿惊风，癫痫抽搐，破伤风，头痛眩晕，手足不遂，肢体麻木，风湿痹痛。

**应用：** 3～10克。

**禁忌：** 津液衰少、血虚、阴虚者慎用。

# 牛黄 niú huáng

牛黄味苦，大治风痰，定魄安魂，惊痫灵丹。

**鉴别选购：** 以完整、色棕黄、质松脆、断面层纹清晰而细腻者为佳。

整体：大小不一，体轻，质酥脆，易分层剥落；气清香，味苦而后甘，有清凉感，嚼之易碎，不粘牙。表面黄红色至黄棕色，有的表面挂有一层黑色光亮的薄膜，习称"乌金衣"。

断面：金黄色，可见细密的同心层纹，有的夹有白心。

**混伪品：**

水牛黄

长卵圆形、类心形或类圆柱形，表面灰土黄至灰黄棕色。

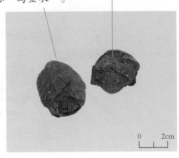

0    2cm

**性味归经：** 苦，凉。归心、肝经。

**功能主治：** 清心，豁痰，开窍，凉肝，息风，解毒。用于热病神昏，中风痰迷，惊痫抽搐，癫痫发狂，咽喉肿痛，口舌生疮，痈肿疔疮。

**应用：** 0.15～0.35 克，多入丸散用。外用适量，研末敷患处。

**禁忌：** 孕妇慎用。

331

# 全蝎 quán xiē

全蝎味辛，祛风痰毒，口眼㖞斜，风痫发搐。

**鉴别选购：** 以完整、色黄褐、盐霜少者为佳。

整体：头胸部与前腹部呈扁平长椭圆形，后腹部呈尾状，皱缩弯曲。气微腥，味咸。

头胸部：呈绿褐色，前面有1对短小的螯肢和1对较大的钳状脚须。前腹部由7节组成，背甲上有5条隆脊线，末节有锐钩状毒刺。

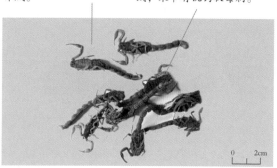

0    2cm

**性味归经：** 辛，平；有毒。归肝经。

**功能主治：** 息风镇痉，通络止痛，攻毒散结。用于小儿惊风，抽搐痉挛，中风口㖞，半身不遂，破伤风，风湿顽痹，偏正头痛，疮疡，瘰疬。

**应用：** 3～6克。外用适量。

**禁忌：** 孕妇禁用。

# 羚羊角 líng yáng jiǎo

羚羊角寒，明目清肝，却惊解毒，神志能安。

**鉴别选购：** 以角肉丰满、色润、有光泽、质嫩、无裂纹、显红血斑者为好。

整体：长圆锥形，略弯曲；类白色或黄白色，基部稍呈青灰色。除尖端外，有 10 ～ 16 个隆起环脊，间距约 2 厘米。质坚硬。气微，味淡。

**混伪品：**

黄羊角

略呈"S"形，表面棕色或灰黑色，不甚光滑，透明，气味弱。

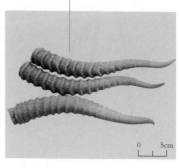

**性味归经：** 咸，寒。归肝、心经。

**功能主治：** 平肝息风，清肝明目，清热解毒。用于高热惊痫，神昏痉厥，子痫抽搐，癫痫发狂，头痛眩晕，目赤翳障，温毒发斑，痈肿疮毒。

**应用：** 1 ～ 3 克，宜另煎 2 小时以上；磨汁或研粉服，每次 0.3 ～ 0.6 克。

**禁忌：** 脾虚慢惊者禁服。

# 蜈蚣 wú gōng

蜈蚣味辛，蛇虺恶毒，止痉除邪，堕胎逐瘀。

**鉴别选购：** 以条大、完整、腹干瘪者为佳。

整体：呈扁平长条形，由头部和躯干部组成，质脆，断面有裂隙。气微腥，有特殊刺鼻的臭气，味辛、微咸。

头部：暗红色或红褐色，略有光泽，有头板覆盖。

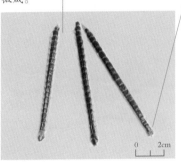

混伪品：

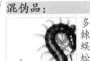

多棘蜈蚣

头部为暗红色，两侧的棘数比正品多。

0    2cm

**性味归经：** 辛，温；有毒。归肝经。

**功能主治：** 息风镇痉，通络止痛，攻毒散结。用于肝风内动，痉挛抽搐，小儿惊风，中风口㖞，半身不遂，破伤风，风湿顽痹，偏正头痛，疮疡，瘰疬，蛇虫咬伤。

**应用：** 3～5 克。外用适量。

**禁忌：** 孕妇禁用。

# 僵蚕 jiāng cán

僵蚕味咸，诸风惊痫，湿痰喉痹，疮毒瘰痕。

**鉴别选购：**以条粗、质硬、色白、断面光亮者为佳。

整体：略呈圆柱形，表面灰黄色，被有白色粉霜状的气生菌丝和分生孢子。多弯曲皱缩。头部较圆，体节明显，尾部略呈二分歧状。质硬而脆，易折断。气微腥，味微咸。

断面：平坦，外层白色，中间有亮棕色或亮黑色的丝腺环4个。

**混伪品：**

地蚕块茎

呈纺锤形，表面淡黄色或棕黄色，略皱缩而扭曲。

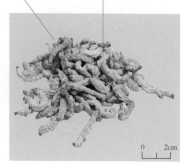

0    2cm

**性味归经：**咸、辛，平。归肝、肺、胃经。

**功能主治：**息风止痉，祛风止痛，化痰散结。用于惊风抽搐，咽喉肿痛，皮肤瘙痒，痰核瘰疬，中风口眼㖞斜。

**应用：**5～10克。

**禁忌：**心虚不宁、血虚生风者慎服。

# 钩藤 gōu téng

钩藤微寒，疗儿惊痫，手足瘈疭，抽搐口眼。

**鉴别选购：** 以茎细、双钩、钩结实、光滑、色紫红、无枯枝钩者为佳。

整体：茎枝呈圆柱形或类方柱形，多数枝节上对生两个向下弯曲的钩（或仅一侧有钩，另一侧为突起的疤痕）。质坚韧。气微，味淡。

表面：红棕色至紫红色者具细纵纹，光滑无毛。

平肝息风药——息风止痉药

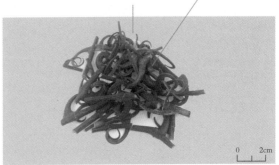

0 2cm

**性味归经：** 甘，凉。归肝、心包经。

**功能主治：** 息风定惊，清热平肝。用于肝风内动，惊痫抽搐，高热惊厥，感冒夹惊，小儿惊啼，妊娠子痫，头痛眩晕。

**应用：** 3～12克，后下。

**禁忌：** 脾胃虚寒及无阳热实火者慎服。

# 地龙 dì lóng

*蚯蚓气寒，伤寒瘟病，大热狂言，投之立应。*

**鉴别选购：** 以条长、身干、肉厚、不碎、无虫蛀、无泥沙者为佳。

整体：全体具环节，较光亮。有受精囊孔1对，体轻，略呈革质。不易折断。气腥，味微咸。

表面：背部棕褐色至黄褐色，腹部浅黄棕色。第14~16环节为生殖带，习称"白颈"。

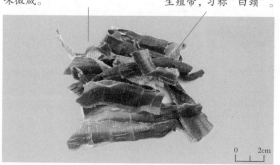

0    2cm

**性味归经：** 咸，寒。归肝、脾、膀胱经。

**功能主治：** 清热定惊，通络，平喘，利尿。用于高热神昏，惊痫抽搐，关节痹痛，肢体麻木，半身不遂，肺热喘咳，水肿尿少。

**应用：** 5～10克。

**禁忌：** 阳气虚损、脾胃虚弱者不宜服用。

# 第十七章 开窍药

凡具有辛香走窜之性，以开窍醒神为主要功效的药物，称为开窍药。本类药辛香行散，性善走窜，主入心经，功能通闭开窍、苏醒神智。开窍药是中医急救治疗神志昏迷的药物，使用时要掌握各药主治范围、用量、用法与禁忌等。本章精选部分常用开窍药。

# 苏合香 sū hé xiāng

苏合香温，开窍醒神，辛香辟秽，止痛胜任。

**鉴别选购：** 以色棕黄或暗棕、半透明、无杂质、香气浓者为佳。

整体：半流动性的浓稠液体，棕黄色或暗棕色，半透明。质黏稠。气芳香。

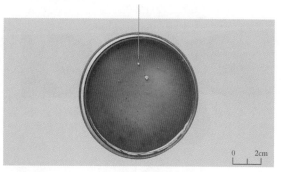

0    2cm

**性味归经：** 辛，温。归心、脾经。

**功能主治：** 开窍，辟秽，止痛。用于中风痰厥，猝然昏倒，胸痹心痛，胸腹冷痛，惊痫。

**应用：** 0.3～1克，宜入丸散服。

**禁忌：** 阴虚多火者慎用。

**贮藏：** 密闭，置阴凉干燥处。

# 麝香 shè xiāng

麝香辛温，善通关窍，辟秽安惊，解毒甚妙。

**鉴别选购：** 以质柔软、有油性、当门子多、香气浓烈者为佳。

整体：呈颗粒状、短条形或不规则的团块。质软，油润，疏松。气香浓烈而特异，味微辣、微苦带咸。

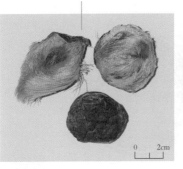

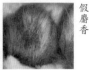

混伪品：

假麝香

颗粒不规则、不自然，麝香仁干枯，无油润光泽。

0    2cm

**性味归经：** 辛，温。归心、脾经。

**功能主治：** 开窍醒神，活血通经，消肿止痛。用于热病神昏，中风痰厥，气郁暴厥，中恶昏迷；经闭，癥瘕，难产死胎，胸痹心痛，心腹暴痛，跌扑伤痛，痹痛麻木，痈肿瘰疬，咽喉肿痛。

**应用：** 0.03 ～ 0.1 克，多入丸散用。外用适量。

**禁忌：** 孕妇禁用。

# 冰片 bīng piàn

龙脑味辛，目痛头痹，狂躁妄语，真为良剂。

**鉴别选购：** 以片大而薄、色洁白、质松、气清香纯正者为佳。

整体：无色透明或白色半透明的片状松脆结晶。气清香，味辛、凉；具挥发性。

**混伪品：**

白矾掺伪品

白矾掺伪品是在冰片中掺入白矾碎块，口尝味酸、涩、咸。

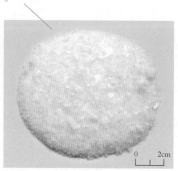

0　　2cm

**性味归经：** 辛、苦，微寒。归心、脾、肺经。

**功能主治：** 开窍醒神，清热止痛。用于热病神昏、惊厥，中风痰厥，气郁暴厥，中恶昏迷，胸痹心痛，目赤，口疮，咽喉肿痛，耳道流脓。

**应用：** 0.15～0.3克，入丸散用。外用研粉点敷患处。

**禁忌：** 孕妇慎用。

# 安息香 <ruby>ān xī xiāng</ruby>

安息香辛，辟邪驱恶，开窍通关，死胎能落。

**鉴别选购：** 以灰褐色、油性大、中央有黄白色颗粒、无杂质者为佳。

整体：为不规则的小块，稍扁平，常黏结成团块。放置后逐渐变为淡黄棕色至红棕色。加热则软化熔融。质脆，易碎。气芳香，味微辛，嚼之有沙粒感。

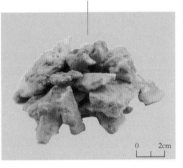

**混伪品：**

掺入松香

为不规则团块，表面灰黑色或灰白色。断面不平坦。

**性味归经：** 辛、苦，平。归心、脾经。

**功能主治：** 开窍醒神，行气活血，止痛。用于中风痰厥，气郁暴厥，中恶昏迷，心腹疼痛，产后血晕，小儿惊风。

**应用：** 0.6～1.5克，多入丸散用。

**禁忌：** 阴虚火旺者慎服。

开窍药

342

# 石菖蒲 *shí chāng pú*

菖蒲性温，开心利窍，去痹除风，出声至妙。

**鉴别选购：**以条粗、断面类白色、香气浓者为佳。

整体：呈扁圆形或长条形的厚片。气芳香，味苦、微辛。

表面：外表皮棕褐色或灰棕色，有的可见环节及根痕。

切面：纤维性，类白色或微红色，有明显环纹及油点。

**混伪品：**

岩白菜

表面棕灰色至棕黑色，具密集而稍微隆起的环节，折断面类白色或粉色。

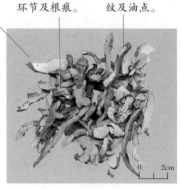

0     2cm

开窍药

**性味归经：**辛、苦，温。归心、胃经。

**功能主治：**开窍豁痰，醒神益智，化湿开胃。用于神昏癫痫，健忘失眠，耳鸣耳聋，脘痞不饥，噤口下痢。

**应用：**3～10 克。

**禁忌：**阴虚阳亢、烦躁汗多、咳嗽、吐血、精滑者慎服。

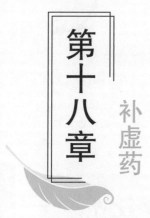

# 第十八章

## 补虚药

　　以提高抵抗疾病能力为目的，具有补充人体气血阴阳之不足、消除机体虚弱证候、改善脏腑功能、增强体质的功效，治疗各种虚证的药物，称为补虚药，亦称为补益药。常见补虚药可分为以下四大类别。

◎补气药　　　　◎补血药
◎补阳药　　　　◎补阴药

# 蜂蜜 fēng mì

蜂蜜润燥，功能补中，又能解毒，兼能止痛。

**鉴别选购：** 以水分小、有油性、稠如凝脂、用木棒挑起时蜜汁下流如丝状不断，且盘曲折叠状、味甜不酸、气芳香、洁净无杂质者为佳。

整体：为半透明、带光泽、浓稠的液体，白色至淡黄色或橘黄色至黄褐色，放久或遇冷渐有白色颗粒状结晶析出。气芳香，味极甜。

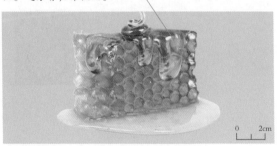

0    2cm

**性味归经：** 甘，平。归肺、脾、大肠经。

**功能主治：** 补中，润燥，止痛，解毒。用于脘腹虚痛，肺燥干咳，肠燥便秘；解乌头类药毒；外治疮疡不敛，水火烫伤，生肌敛疮。

**应用：** 15～30克，冲调或入丸剂、膏剂。外用涂敷。

**禁忌：** 糖尿病、肥胖以及血脂高者慎服。

# 人参 rén shēn

人参味甘，大补元气，止渴生津，调营养卫。

**鉴别选购：**以身长、支大、芦长者为佳。

横切面：木栓层为数列
细胞，皮层窄，形成层
成环状，呈"菊花心纹"。

断面：淡黄白色，粉性。

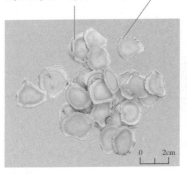

混伪品：

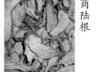

商陆根

断面可见数层同心环纹，味稍甜后微苦，久嚼麻舌。

0    2cm

**性味归经：**甘、微苦，平、微温。归脾、肺、心、肾经。

**功能主治：**大补元气，复脉固脱，补脾益肺，生津止渴，安神益智。用于治疗一切气血津液不足之症。

**应用：**3～9克，煎服或研粉冲服。

**禁忌：**不宜与藜芦、五灵脂同用。实热证、湿热证及正气不虚者忌用。

# 西洋参 xī yáng shēn

西洋参凉，补气养阴，清肺凉脾，清火生津。

**鉴别选购：**以个大、体重、质坚、表面光滑者为佳。

横切面：略显粉性，皮部可见黄棕色点状树脂道，近形成层环处较多而明显，形成层环纹棕黄色。

断面：平坦，呈淡黄白色至黄白色，略显粉性。

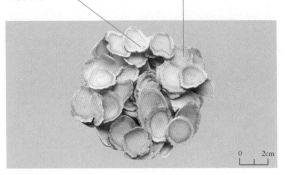

0    2cm

**性味归经：**甘、微苦，凉。归肺、心、肾经。

**功能主治：**补气养阴，清热生津。用于气虚阴亏、内热、咳喘痰血、虚热烦倦、消渴、口燥喉干。

**应用：**3～9克，煎服或研粉冲服。

**禁忌：**不宜与藜芦同用。

# 党参 dǎng shēn

> 党参甘平，补中益气，止渴生津，邪实者忌。

**鉴别选购：** 以条粗壮、质柔润、气味浓、嚼之无渣者为佳。

整体：根头部有多数疣状突起的茎痕。

断面：稍平坦，有裂隙或放射状纹理，呈"菊花心"状。

外表皮：灰黄色至黄棕色。

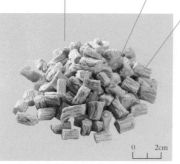

补虚药——补气药

**混伪品：**

银柴胡

呈尖圆柱形，表面淡黄色或土黄色，质柔软或较脆。

**性味归经：** 甘，平。归脾、肺经。

**功能主治：** 补中益气，生津，养血。用于脾肺气虚，气血两亏，体倦无力，咳嗽虚喘，面色萎黄，心悸气短，内热消渴，食少，口渴，久泻，脱肛。

**应用：** 9～30 克，水煎服。

**禁忌：** 不宜与藜芦同用。

# 太子参 tài zǐ shēn

太子参平，入肺脾经，补气健脾，润肺生津。

**鉴别选购：** 以肥润、黄白色、无须根者为佳。

整体：呈细长条形或长纺锤形，根头钝圆，其上常有残存的茎痕，下端渐细如鼠尾。

表面：有细皱纹及凹下的须根痕。

断面：断面黄白色而亮，角质样。

**混伪品：**

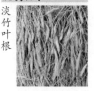

淡竹叶根

表面皱缩，断面没有木质心，质地较硬。

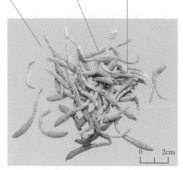

0    2cm

**性味归经：** 甘、微苦，平。归脾、肺经。

**功能主治：** 益气健脾，生津润肺。用于脾虚体倦，食欲不振，病后虚弱，气阴不足，自汗口渴，肺燥干咳。

**应用：** 10 ～ 30 克，水煎服。

**禁忌：** 不宜与藜芦同用。邪实之证慎用。

# 黄芪 huáng qí

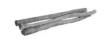

黄芪性温，收汗固表，托疮生肌，气虚莫少。

**鉴别选购：** 以条粗长、断面色黄白、微甜、有粉性者为佳。

表面：淡棕黄色或淡棕褐色，有不整齐的纵皱纹或纵沟。

断面：纤维性强，并显粉性。

皮部：有放射状纹理和裂隙。

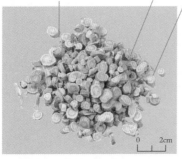

0　　2cm

**混伪品：**

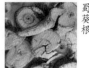

蜀葵根

表面土黄色至黄褐色，质坚，断面黄白色。嚼之无豆腥气。

**性味归经：** 甘，微温。归肺、脾经。

**功能主治：** 补气升阳，固表止汗，利水消肿，生津养血，行滞通痹，托毒排脓，敛疮生肌。用于气虚乏力，食少便溏，中气下陷，久泻脱肛，便血崩漏，表虚自汗，气虚水肿，痈疽难溃，久溃不敛，血虚萎黄，内热消渴。

**应用：** 9～30克。

**禁忌：** 感冒、妇女经期慎用。

350

# 白术 bái zhú

白术甘温，健脾强胃，止泻除湿，兼祛痰癖。

**鉴别选购：** 以个大、质坚实、断面色黄白、香气浓者佳。

切面：黄白色至淡棕色，有棕黄色的点状油室，烘干者切面角质样，色较深或有裂隙。

外表：皮灰黄色或灰棕色。

混伪品：

菊三七

外形长度比正品短，表面为灰棕色或棕黄色，断面呈灰棕黄色。

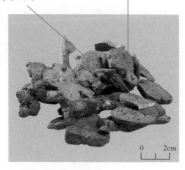

0   2cm

补虚药——补气药

**性味归经：** 苦、甘，温。归脾、胃经。

**功能主治：** 健脾益气，燥湿利水，止汗，安胎。用于脾虚食少，腹胀泄泻，痰饮眩悸，水肿，自汗，胎动不安。

**应用：** 6～12克。

**禁忌：** 阴虚内热、津液亏耗者慎服；内有实邪壅滞者禁服。

# 山药 *shān yào*

山药甘温，理脾止泻，益肾补中，诸虚可治。

**鉴别选购：**以质坚实、粉性足、色白者为佳。

整体：为不规则的厚片，皱缩不平。气微，味淡、微酸，嚼之发黏。

切面：白色或黄白色，切面"筋脉"密集，富粉性，质坚脆。

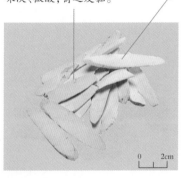

**混伪品：**

硫黄熏蒸山药

硫黄熏蒸后的山药色白，味酸，有残留的硫黄气味。

0    2cm

补虚药——补气药

**性味归经：**甘、平。归脾、肺、肾经。

**功能主治：**补脾养胃，生津益肺，补肾涩精。用于脾虚食少，久泻不止，肺虚喘咳，肾虚遗精，带下，尿频，虚热消渴。麸炒山药补脾健胃；用于脾虚食少，泄泻便溏，白带过多。

**应用：**15～30克。

**禁忌：**湿盛中满或有实邪、积滞者慎服。

# 白扁豆 *bái biǎn dòu*

扁豆微温，转筋吐泻，下气和中，酒毒能化。

**鉴别选购：** 以粒大、饱满、色白者为佳。

整体：呈扁椭圆形或扁卵圆形，质坚硬。气微，味淡，嚼之有豆腥气。

表面：淡黄白色或淡黄色，平滑，略有光泽，一侧边缘有隆起的白色眉状种阜。

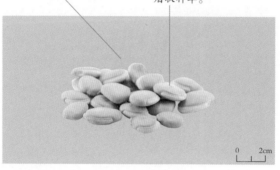

0　2cm

**性味归经：** 甘，微温。归脾、胃经。

**功能主治：** 健脾化湿，和中消暑。用于脾胃虚弱，食欲不振，大便溏泻，白带过多，暑湿吐泻，胸闷腹胀。炒白扁豆健脾化湿；用于脾虚泄泻，白带过多。

**应用：** 9～15克。

**禁忌：** 尚不明确。

# 甘草 gān cǎo

甘草甘温，调和诸药，灸则温中，生则泻火。

**鉴别选购：** 以外皮细紧、色红棕、质坚实、体重、断面黄白色、粉性足、味甜者为佳。

整体：呈类圆形或椭圆形的厚片，质坚实。

外表皮：红棕色或灰棕色，具纵皱纹。

切面：中心黄白色，有纹理及层环。

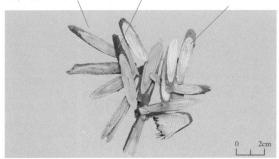

0　　2cm

**性味归经：** 甘，平。归心、肺、脾、胃经。

**功能主治：** 补脾益气，清热解毒，祛痰止咳，缓急止痛，调和诸药。用于脾胃虚弱，倦怠乏力，心悸气短，咳嗽痰多，缓解药物毒性、烈性。

**应用：** 2～10克。

**禁忌：** 不宜与海藻、京大戟、红大戟、甘遂、芫花同用。

# 大枣 dà zǎo

大枣味甘，调和百药，益气养脾，中满休嚼。

**鉴别选购：**以色红、肉厚、饱满、核小、味甜、颗粒均匀者为佳。

整体：呈椭圆形或球形，长 2～3.5 厘米，直径 1.5～2.5 厘米。基部凹陷，有短果梗。肉质柔软，富糖性而油润。气微香，味甜。

表面：暗红色，略带光泽。有不规则皱纹，外果皮薄，中果皮棕黄色或淡褐色。

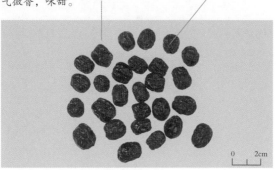

0    2cm

**性味归经：**甘，温。归脾、胃、心经。

**功能主治：**补中益气，养血安神。用于脾虚食少，乏力便溏，妇人脏躁，失眠。

**应用：**6～15 克。

**禁忌：**脘腹胀满、食欲不振者不宜服用。

# 红景天 hóng jǐng tiān

红景天能健脾气，清肺止咳活血瘀。

**鉴别选购**：以根茎粗、外表皮内膜质黄色表皮明显、味浓者为佳。

整体：呈圆柱形，粗短；节间不规则。气芳香，味微苦涩、后甜。

表面：棕色或褐色，剥开外表皮有一层膜质黄色表皮且具粉红色花纹。

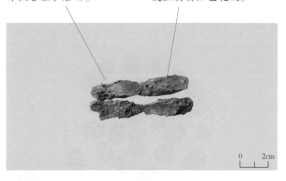

0  2cm

**性味归经**：甘、苦，平。归肺、心经。

**功能主治**：益气活血，通脉平喘。用于气虚血瘀，胸痹心痛，中风偏瘫，倦怠气喘。

**应用**：3～6克。

**禁忌**：儿童、孕妇慎用。

**贮藏**：置通风干燥处，防潮，防蛀。

# 刺五加 cì wǔ jiā

刺五加活血养心，补气健脾强腰肾。

**鉴别选购**：以香气浓郁、块茎粗细均匀、少断裂者为佳。

整体：呈类圆形或不规则形的厚片。有特异香气，味微辛、稍苦、涩。

切面：黄白色，茎的皮部薄，中心有髓。

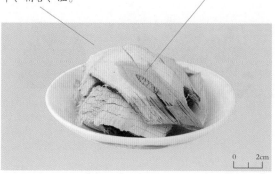

0　　2cm

**性味归经**：辛、微苦，温。归脾、肾、心经。

**功能主治**：益气健脾，补肾安神。用于脾肺气虚，体虚乏力，食欲不振；肺肾两虚，久咳虚喘；肾虚腰膝酸痛；心脾不足，失眠多梦。

**应用**：9～27 克。

**禁忌**：阴虚火旺者慎服。

# 绞股蓝 *jiǎo gǔ lán*

绞股蓝寒，补气健脾，祛痰止咳，清热解毒。

**鉴别选购：** 以茎叶花完整、叶绿、无泥沙杂质者为佳。

整体：呈段状，茎、叶、花混合。味苦，具草腥气。

叶：多破碎。

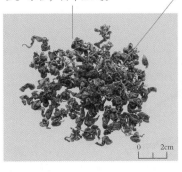

0 —— 2cm

**混伪品：**

乌蔹莓

茎圆柱形，扭曲，有纵棱，多分枝，带紫红色，叶柄长可达4厘米以上。

补虚药——补气药

**性味归经：** 甘、苦，寒。归肺、脾经。

**功能主治：** 益气健脾，化痰止咳，清热解毒。用于脾虚证，肺虚咳嗽。

**应用：** 煎服，10～20克；亦可泡服。

**禁忌：** 尚不明确。

**贮藏：** 置阴凉干燥处。

# 鹿茸片  lù róng piàn

鹿茸甘温，益气滋阴，泄精尿血，崩带堪任。

**鉴别选购：**以茸体饱满、挺圆、质嫩、毛细、皮色红棕、体轻、底部无棱角者为佳。

整体：圆形薄片，质坚韧。气微腥、味微咸。

表面：浅棕色或浅黄白色，半透明，微显光泽。

切面：黄白色或粉白色，中间有极小的蜂窝状细孔。

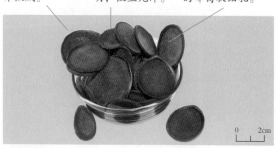

0     2cm

**性味归经：**甘、咸，温。归肾、肝经。

**功能主治：**壮肾阳，益精血，强筋骨，调冲任，托疮毒。用于阳痿滑精，宫冷不孕，羸瘦，神疲，畏寒，眩晕，耳鸣耳聋，腰脊冷痛，筋骨痿软，崩漏带下，阴疽不敛。

**应用：**1～2克，研末冲服。

**禁忌：**阴虚阳亢、血分有热、胃中火盛、肺有痰热及外感热病未愈者禁服。

# 鹿角胶 lù jiǎo jiāo

> 鹿角胶温，吐衄虚羸，跌仆伤损，崩带安胎。

**鉴别选购：** 以切面整齐平滑、棕黄色、半透明、无腥臭气者为佳。

**整体：** 呈扁方形块或丁状，质脆，易碎。气微，味微甜。

**表面：** 黄棕色或红棕色，半透明，有的上部有黄白色泡沫层。

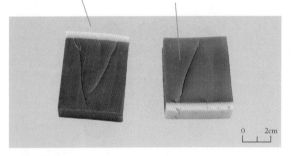

0　2cm

**性味归经：** 甘、咸，温。归肾、肝经。

**功能主治：** 温补肝肾，益精养血。用于肝肾不足所致的腰膝酸冷，阳痿遗精，虚劳羸瘦，崩漏下血，便血尿血，阴疽肿痛。

**应用：** 3～6克，烊化兑服。

**禁忌：** 阴虚阳亢及火热内蕴之出血、咳嗽、疮疡、疟痢者禁服。

# 巴戟天 bā jǐ tiān

巴戟辛甘，大补虚损，精滑梦遗，强筋固本。

**鉴别选购：** 以条大、肥壮、连珠状、肉厚、色紫者为佳。

整体：呈扁圆柱形短段或不规则块。气微，味甘而微涩。

表面：灰黄色或暗灰色，具纵纹和横裂纹。

切面：切面皮部厚，紫色或淡紫色，中空。

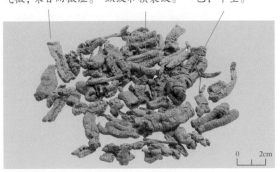

0   2cm

补虚药——补阳药

**性味归经：** 甘、辛，微温。归肾、肝经。

**功能主治：** 补肾阳，强筋骨，祛风湿。用于阳痿遗精，宫冷不孕，月经不调，少腹冷痛，风湿痹痛，筋骨痿软。

**应用：** 3 ～ 10 克。

**禁忌：** 阴虚火旺者忌服。

# 肉苁蓉 ròu cōng róng

苁蓉味甘，峻补精血，若骤用之，更动便滑。

**鉴别选购：** 以条粗壮、密生鳞叶、质柔润者为佳。

整体：不规则形的厚片。气微，味甜、微苦。

表面：棕褐色或灰棕色。有的可见肉质鳞叶。

切面：有淡棕色或棕黄色点状维管束，排列成波状环纹。

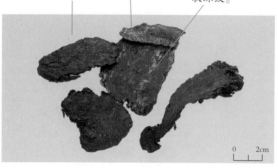

0  2cm

**性味归经：** 甘、咸，温。归肾、大肠经。

**功能主治：** 补肾阳，益精血，润肠通便。用于肾阳不足，精血亏虚，阳痿不孕，腰膝酸软，筋骨无力，肠燥便秘。

**应用：** 6～10克。

**禁忌：** 大便溏泻者不宜服用。

# 杜仲 dù zhòng

杜仲甘温，腰痛脚弱，阳痿尿频，安胎良药。

**鉴别选购:** 以皮厚、块大、去净粗皮、内表面暗紫色、断面丝多者为佳。

整体: 呈板片状或两边稍向内卷，大小不一。

断面: 有细密、银白色、富弹性的橡胶丝相连。

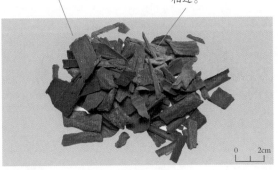

0　　2cm

**性味归经:** 甘，温。归肝、肾经。

**功能主治:** 补肝肾，强筋骨，安胎。用于肝肾不足，腰膝酸痛，筋骨无力，头晕目眩，妊娠漏血，胎动不安。

**应用:** 6 ~ 12 克。

**禁忌:** 阴虚火旺者慎服。

# 补骨脂 bǔ gǔ zhī

> 补骨脂温，腰膝酸痛，兴阳固精，盐酒炒用。

**鉴别选购：** 以粒大、饱满、色黑者为佳。

整体：呈肾形，略扁。

表面：黑色、黑褐色或灰褐色，具细微网状皱纹。

顶端：圆钝，有一小突起，凹侧有果梗痕。

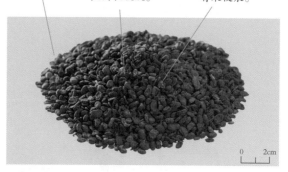

0    2cm

**性味归经：** 辛、苦，温。归肾、脾经。

**功能主治：** 温肾助阳，纳气平喘，温脾止泻；外用消风祛斑。用于肾阳不足，阳痿遗精，遗尿尿频，腰膝冷痛，肾虚作喘，五更泄泻；外用还可治白癜风，斑秃。

**应用：** 6～10克。外用20%～30%酊剂，涂患处。

**禁忌：** 阴虚火旺者忌服。

# 冬虫夏草 dōng chóng xià cǎo

冬虫夏草，味甘性温，虚劳咳血，阳痿遗精。

**鉴别选购：** 以虫体丰满肥大、无虫蛀发霉、质脆、易折者为佳。

整体：由虫体与从虫头部长出的真菌子座相连而成。

虫体：似蚕，表面深黄色至黄棕色，有环纹，头部红棕色，足8对，中部4对较明显，断面略平坦，淡黄白色。

补虚药——补阳药

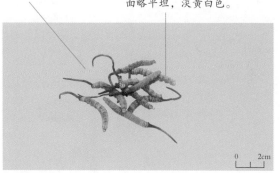

0    2cm

**性味归经：** 甘，平。归肺、肾经。

**功能主治：** 补肾益肺，止血化痰。用于肾虚精亏，阳痿遗精，腰膝酸痛，久咳虚喘，劳嗽咯血。

**应用：** 3～9克。

**禁忌：** 有表邪者慎服。

# 蛤蚧 gé jiè

蛤蚧味咸，肺痿血咯，传尸劳疰，邪魅可却。

**鉴别选购：** 以体大、肥壮、尾全、不破碎者为佳。

整体：呈扁片状，全身密被圆形或多角形微有光泽的细鳞。

背部：呈灰黑色或银灰色，有黄白色、灰绿色或橙红色斑点散在。

四足：均具5趾；趾间仅具蹼迹，足趾底有吸盘。

头颈部：呈扁三角状。

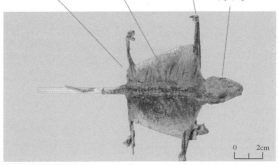

0    2cm

**性味归经：** 咸，平。归肺、肾经。

**功能主治：** 补肺益肾，纳气定喘，助阳益精。用于肺肾不足，虚喘气促，劳嗽咯血，阳痿，遗精。

**应用：** 3～6克，多入丸散或酒剂。

**禁忌：** 外感风寒喘嗽者忌服。

# 菟丝子 tù sī zǐ

菟丝甘平，梦遗滑精，酸痛膝冷，添髓壮筋。

**鉴别选购：**以色灰黄、颗粒饱满者为佳。

整体：呈类球形，直径1～2 毫米。质坚实，不易以指甲 压碎。气微，味淡。

表面：灰棕色至棕褐 色，粗糙。

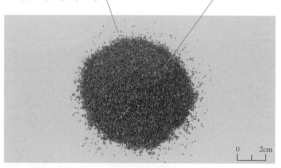

0    2cm

补虚药——补阳药

**性味归经：**辛、甘，平。归肝、肾、脾经。

**功能主治：**补益肝肾，固精缩尿，安胎，明目，止泻; 外用消风祛斑。用于肝肾不足，腰膝酸软，阳痿遗精, 遗尿尿频，肾虚胎漏，胎动不安，目昏耳鸣，脾肾 虚泻；外治白癜风。

**应用：**6～12克。外用适量。

**禁忌：**阴虚火旺、阳强不痿及大便燥结者禁服。

# 沙苑子 shā yuàn zǐ

> 沙苑子温，补肾固精，养肝明目，并治尿频。

**鉴别选购：**以颗粒饱满、色绿褐者为佳。

整体：略呈肾形而稍扁，长 0.2 ～ 0.25 厘米，宽 0.15 ～ 0.2 厘米，厚约 0.1 厘米。质坚硬，不易破碎。

表面：光滑，绿褐色或灰褐色，边缘一侧微凹处具圆形种脐。

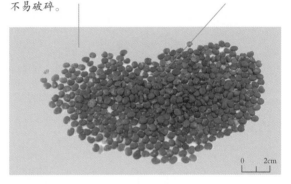

**性味归经：**甘，温。归肝、肾经。

**功能主治：**补肾助阳，固精缩尿，养肝明目。用于肾虚腰痛，遗精早泄，遗尿尿频，白浊带下，眩晕，目暗昏花。

**应用：**9 ～ 15 克。

**禁忌：**相火炽盛、阳强易举者忌服。

# 锁阳 suǒ yáng

锁阳甘温，壮阳补精，润燥通便，强骨养筋。

**鉴别选购：** 以个肥大、色红、坚实、断面粉性、不显筋脉者为佳。

整体：为不规则形或类圆形的片。

外表皮：棕色或棕褐色，粗糙，具明显凹陷。

切面：浅棕色或棕褐色。

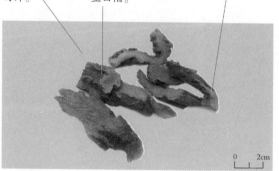

0  2cm

**性味归经：** 甘，温。归肝、肾、大肠经。

**功能主治：** 补肾阳，益精血，润肠通便。用于肾阳不足，精血亏虚，腰膝痿软，阳痿滑精，肠燥便秘。

**应用：** 5～10 克。

**禁忌：** 大便滑、精不固、火盛便秘、阳道易举、心虚气胀者禁用。

# 淫羊藿 yín yáng huò

淫羊藿辛，阴起阳兴，坚筋益骨，志强力增。

**鉴别选购：**以叶多、色黄绿、不破碎者为佳。

整体：呈长短不一的丝片状。气微，味微苦。

表面：上表面黄绿色或淡黄色，光滑，可见网纹状叶脉；下表面灰绿色，中脉及细脉凸出，边缘有细刺状锯齿，叶片近革质或革质。

补虚药——补阳药

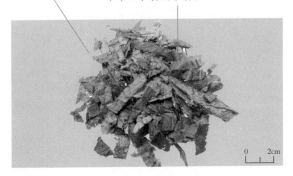

0    2cm

**性味归经：**辛、甘，温。归肝、肾经。

**功能主治：**补肾阳，强筋骨，祛风湿。用于阳痿遗精，筋骨痿软，风湿痹痛，麻木拘挛。

**应用：**煎汤，6～9克（大剂量15克）。或浸酒，熬膏，入丸、散。

**禁忌：**阴虚火旺、阳强易举者禁服。

# 海马 hǎi mǎ

海马咸温归入肾，壮阳补肾健骨筋。
阳痿遗精腰膝痛，神衰健忘耳鸣晕。

**鉴别选购：** 以体大、坚实、头尾齐全者为佳。

整体：线纹海马扁长形而弯曲，表面
黄白色。头略似马头，具管状长吻，
口小，无牙，两眼深陷。躯干部七棱形，
尾部四棱形，渐细卷曲。

表面：体上有
瓦楞形的节纹
并具短棘。

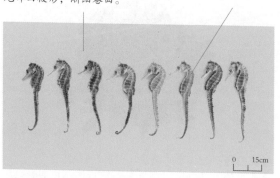

0    15cm

**性味归经：** 甘、咸，温。归肝、肾经。
**功能主治：** 温肾壮阳，散结消肿。用于阳痿，遗尿，
肾虚作喘，癥瘕积聚，跌扑损伤；外治痈肿疔疮。
**应用：** 3～9克。外用适量，研末敷患处。
**禁忌：** 孕妇及阴虚火旺者慎用。
**贮藏：** 置阴凉干燥处，防蛀。

371

# 续断 xù duàn

续断味辛，接骨续筋，跌仆折损，且固遗精。

**鉴别选购**：以条粗、质坚、断面墨绿色者为佳。

整体：为类圆形薄片。气微香，味苦、微甜而涩。

切面：皮部墨绿色或棕褐色，木部灰黄色或黄褐色。

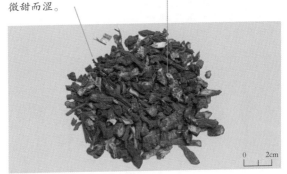

0   2cm

补虚药——补阳药

**性味归经**：苦、辛，微温。归肝、肾经。

**功能主治**：补肝肾，强筋骨，续折伤，止崩漏。用于腰膝酸软，风湿痹痛，崩漏，胎漏，跌扑损伤，肝肾不足，筋伤骨折。酒续断多用于风湿痹痛，跌扑损伤，筋伤骨折。盐续断多用于腰膝酸软。

**应用**：9～15克，煎服或研粉冲服。

**禁忌**：初痢勿用，怒气郁者禁用。

# 益智仁 yì zhì rén

益智辛温，安神益气，遗溺遗精，呕逆皆治。

**鉴别选购：**以身干、粒大、饱满者为佳。

整体：呈不规则的扁圆形，略有钝棱。直径约 3 毫米，胚乳白色。质硬。有特异香气，味辛、微苦。

表面：灰褐色或灰黄色，外被淡棕色膜质的假种皮。

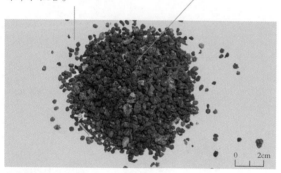

0    2cm

**性味归经：**辛，温。归脾、肾经。

**功能主治：**温脾止泻，摄唾涎，暖肾，固精缩尿。用于脾寒泄泻，腹中冷痛，口多唾涎，肾虚遗尿，小便频数，遗精白浊。盐益智仁用于固精缩尿。

**应用：**3～10 克；用时捣碎。

**禁忌：**阴虚火旺或热证尿频、遗精、多涩者忌用。

# 核桃仁  hé táo rén

核桃肉甘，补肾黑发，多食生痰，动气之物。

**鉴别选购**：以肥大、不碎、油多者为佳。

整体：多破碎呈不规则的块状，有皱曲的沟槽，大小不一；完整者类球形，直径2～3厘米。气微，味甘；种皮味涩、微苦。

表面：种皮淡黄色或黄褐色，膜状，维管束脉纹深棕色。子叶类白色。质脆，富油性。

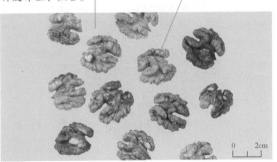

0    2cm

**性味归经**：甘，温。归肾、肺、大肠经。

**功能主治**：补肾，温肺，润肠。用于肾阳不足，腰膝酸软，阳痿遗精，虚寒喘嗽，肠燥便秘。

**应用**：6～9克。

**禁忌**：阴虚火旺及大便溏泻者慎服，肺有痰火及内有积热者禁服。不可与浓茶同服。

# 葫芦巴 hú lú bā

*葫芦巴温，逐冷壮阳，寒疝腹痛，脚气宜尝。*

**鉴别选购：** 以个大、饱满、无杂质者为佳。

整体：略呈斜方形或矩形，长 3～4 毫米，宽 2～3 毫米，厚约 2 毫米。质坚硬，不易破碎。气香，味微苦。

表面：黄绿色或黄棕色，平滑，两侧各具一深斜沟，相交处有点状种脐。

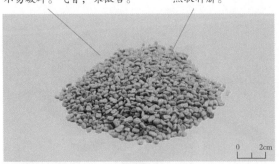

0    2cm

**性味归经：** 苦，温。归肾经。

**功能主治：** 温肾，祛寒，止痛。用于肾脏虚冷，小腹冷痛，小肠疝气，寒湿脚气。

**应用：** 5～9 克；用时捣碎。

**禁忌：** 阴虚火旺者禁服。

**贮藏：** 置通风干燥处，防蛀；盐葫芦巴，密闭，置阴凉干燥处。

# 仙茅 xiān máo

仙茅味辛，腰足挛痹，虚损劳伤，阳道兴起。

**鉴别选购：** 以根条粗匀、质坚脆、外表呈褐色者为佳。

整体：呈圆柱形小段，质硬而脆。气微香，味微苦、辛。

表面：黑褐色或棕褐色，粗糙，有须根及纵横皱纹。

切面：呈淡褐色或棕褐色，近中心处色较深。

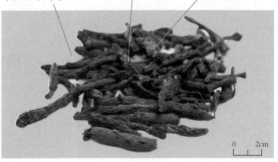

0    2cm

**性味归经：** 辛，热；有毒。归肾、肝、脾经。

**功能主治：** 补肾阳，强筋骨，祛寒湿。用于阳痿精冷，筋骨痿软，腰膝冷痹，阳虚冷泻。

**应用：** 3～10克。

**禁忌：** 阴虚火旺者忌服。

**贮藏：** 置干燥处，防霉，防蛀。

# 紫石英 zǐ shí yīng

紫石英温，镇心养肝，惊悸怔忡，子宫虚寒。

**鉴别选购：**以色紫、有光泽者为佳。

整体：为不规则碎块。
气微，味淡。

表面：紫色或绿色，半透明
至透明，有玻璃样光泽。

混伪品：

少量萤石与大量杂质

伪品紫石英深紫
色，白色较暗无
光泽，不透明，
质较坚硬。

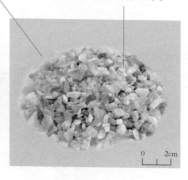

0    2cm

**性味归经：**甘，温。归肾、心、肺经。

**功能主治：**温肾暖宫，镇心安神，温肺平喘。用于
肾阳亏虚，宫冷不孕，惊悸不安，失眠多梦，虚寒
咳喘。

**应用：**9～15克，先煎。

**禁忌：**阴虚火旺者忌服。

# 楮实子 chǔ shí zǐ

楮实味甘，壮筋明目，益气补虚，阳痿当服。

**鉴别选购：**以色红、子老、饱满、纯净无杂质者为佳。

整体：略呈球形或卵圆形，稍扁，直径约 1.5 毫米。质硬而脆，易压碎。胚乳类白色，富油性。气微，味淡。

表面：红棕色，有网状皱纹或颗粒状突起，一侧有棱，一侧有凹沟，有的具果梗。

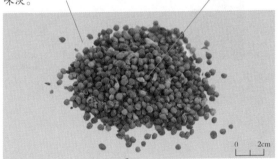

0    2cm

补虚药——补阳药

**性味归经：**甘，寒。归肝、肾经。

**功能主治：**补肾清肝，明目，利尿。用于肝肾不足，腰膝酸软，虚劳骨蒸，头晕目昏，目生翳膜，水肿胀满。

**应用：**6 ～ 12 克。

**禁忌：**脾胃虚寒、大便溏泻者慎服。

# 当归 dāng guī

当归甘温，生血补心，扶虚益损，逐瘀生新。

**鉴别选购：**以根粗长、油润、外皮色棕、断面色黄白、气味浓郁者为佳。

**整体：**呈类圆形、椭圆形或不规则薄片。

**外表皮：**浅棕色至棕褐色。

**混伪品：**

硫黄熏蒸当归

颜色发白，香气淡，味微酸，有残留的硫黄味，有效成分含量降低。

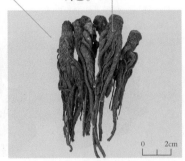

0    2cm

补虚药——补血药

**性味归经：**甘、辛，温。归肝、心、脾经。

**功能主治：**补血活血，调经止痛，润肠通便。用于血虚萎黄，眩晕心悸，月经不调，经闭痛经，虚寒腹痛，风湿痹痛，跌扑损伤，痈疽疮疡，肠燥便秘。酒当归活血通经。

**应用：**6～12克。

**禁忌：**热盛出血者禁服；湿盛中满及大便溏泄者慎服。

# 熟地黄 shú dì huáng

熟地微温，滋肾补血，益髓填精，乌须黑发。

**鉴别选购：** 以块根肥大、软润、内外乌黑有光泽者为佳。

整体：为不规则的块片、碎块，大小、厚薄不一。质柔软而带韧性，不易折断。气微，味甜。

表面：乌黑色，有光泽，黏性大。

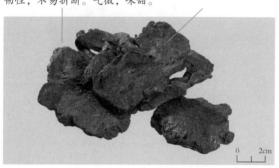

**性味归经：** 甘，微温。归肝、肾经。

**功能主治：** 补血滋阴，益精填髓。用于血虚萎黄，心悸怔忡，月经不调，崩漏下血，肝肾阴虚，腰膝酸软，盗汗遗精，内热消渴，眩晕耳鸣，须发早白。

**应用：** 9～15克。

**禁忌：** 脾胃虚弱、气滞痰多、腹满便溏者慎服。

# 何首乌  hé shǒu wū

何首乌甘，肝心肾经，填精种子，黑发悦颜。

**鉴别选购：** 以体重、质坚实、粉性足者为佳。

整体：呈不规则皱缩状
的块片。质坚硬。气微，
味微甘而苦涩。

表面：黑褐色
或棕褐色，
凹凸不平。

断面：角质
样，棕褐色
或黑色。

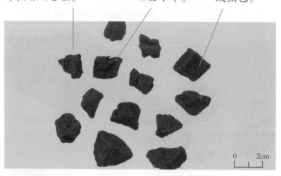

0  2cm

补虚药——补血药

**性味归经：** 苦、甘、涩，微温。归肝、心、肾经。

**功能主治：** 生首乌润肠通便、解毒散结，用于便秘、
瘰疬疮疡、疔疮疖肿、皮肤瘙痒。制首乌补肝肾、
益精血、养心宁神，用于因肝肾不足、精血亏损而
引起的腰膝酸软、头晕眼花、心悸失眠、头发早白。

**应用：** 3～6克。

**禁忌：** 便溏及有湿痰者慎服；忌铁器。

**贮藏：** 置干燥处，防蛀。

# 阿胶 ē jiāo

阿胶甘温，止咳脓血，吐血胎崩，虚羸可啜。

**鉴别选购：**以色匀、质脆、半透明、断面光亮、无腥气者为佳。

整体：呈长方形块、方形块或丁状。　　表面：棕色至黑褐色，有光泽。　　断面：光亮，碎片对光照视呈棕色半透明状。

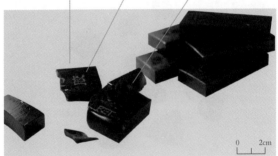

0　　2cm

补虚药——补血药

**性味归经：**甘，平。归肺、肝、肾经。

**功能主治：**补血滋阴，润燥，止血。用于血虚萎黄，眩晕心悸，肌痿无力，心烦不眠，虚风内动，肺燥咳嗽，劳嗽咯血，吐血尿血，便血崩漏，妊娠胎漏。

**应用：**3～9克，烊化兑服。

**禁忌：**脾胃虚弱、消化不良者慎服。

**贮藏：**密闭。

# 白芍 bái sháo

白芍酸寒，能收能补，泻痢腹痛，虚寒勿与。

**鉴别选购：** 以粗细均匀、质坚实、粉性足、表面洁净、无白心或断裂痕者为佳。

表面：淡棕红色或类白色，平滑。

切面：类白色或微带棕红色，形成层环明显，可见稍隆起的筋脉纹呈放射状排列。

**混伪品：**

被硫黄熏过的白芍片

颜色白，味酸，有残留的硫黄味，有效成分含量降低。

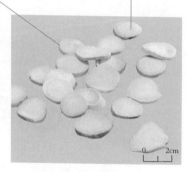

0    2cm

 补虚药——补血药

**性味归经：** 苦、酸，微寒。归肝、脾经。

**功能主治：** 养血调经，敛阴止汗，柔肝止痛，平抑肝阳。用于血虚萎黄，月经不调，崩漏，自汗，盗汗，胁痛，腹痛，四肢挛痛，头痛眩晕。

**应用：** 6～15克。

**禁忌：** 不宜与藜芦同用。

# 龙眼肉 lóng yǎn ròu

> 龙眼味甘，归脾益智，健忘怔忡，聪明广记。

**鉴别选购：** 以肉厚、质细软、个大、色棕黄、半透明、味浓甜者为佳。

整体：纵向破裂的不规则薄片，常数片粘结，棕黄色至棕褐色，半透明，质柔润。气微香，味甜。

表面：一面皱缩不平，一面光亮而有细纵皱纹。

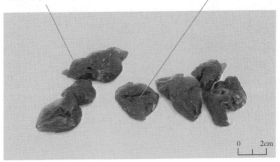

0    2cm

**性味归经：** 甘、温。归心、脾经。

**功能主治：** 补益心脾，养血安神。用于气血不足，心悸怔忡，健忘失眠，血虚萎黄。

**应用：** 9 ～ 15 克。

**禁忌：** 内有停饮、痰水及湿滞中满者慎服。

**贮藏：** 置通风干燥处，防潮，防蛀。

# 北沙参  běi shā shēn

沙参味苦，消肿排脓，补肝益肺，退热除风。

**鉴别选购：** 以根条细长均匀、色黄白、质坚实者佳。

表面：淡黄白色，略粗糙，俱
有残存外皮，不去外皮的表面
黄棕色。

断面：皮部浅黄白色，
木部黄色。

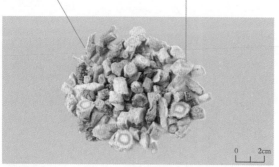

`0        2cm`

补虚药——补阴药

**性味归经：** 甘、微苦，微寒。归肺、胃经。

**功能主治：** 养阴清肺，益胃生津。用于肺热燥咳，
劳嗽痰血，胃阴不足，热病津伤，咽干口渴。

**应用：** 5～12 克。

**禁忌：** 不宜与藜芦同用。

**贮藏：** 置通风干燥处，防蛀。

# 南沙参 nán shā shēn

沙参味苦，消肿排脓，补肝益肺，退热除风。

**鉴别选购：**以色黄白、根粗细均匀、肥壮、味甘淡者为佳。

整体：呈圆形、类圆形或不规则形厚片。体轻，质松泡，易折断。

外表皮：黄白色或淡棕黄色。

断面：不平坦，黄白色，多裂隙，状如海绵。

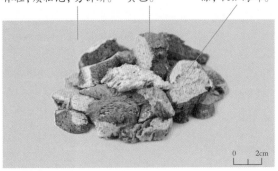

0    2cm

**性味归经：**甘，微寒。归肺、胃经。

**功能主治：**养阴清肺，益胃生津，化痰，益气。用于肺热燥咳，阴虚劳嗽，干咳痰黏，胃阴不足，食少呕吐，气阴不足，烦热口干。

**应用：**9～15克。

**禁忌：**不宜与藜芦同用。

**贮藏：**置通风干燥处，防蛀。

# 麦冬 mài dōng

> 麦冬甘寒，解渴祛烦，补心清肺，虚热自安。

**鉴别选购：**以肥大、淡黄白色、半透明、嚼之有黏性者为佳。

整体：呈纺锤形，两端略尖，质柔韧。　表面：淡黄色或灰黄色，有细纵纹。　断面：黄白色，半透明，中柱细小。

**混伪品：**

山麦冬

表面淡黄色或棕黄色，具有不规则的纵横纹，质柔韧。

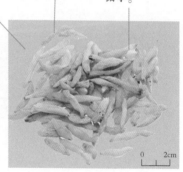

0　　2cm

**性味归经：**甘、微苦，微寒。归心、肺、胃经。

**功能主治：**养阴生津，润肺清心。用于肺燥干咳，喉痹咽痛，津伤口渴，心烦失眠，肠燥便秘。

**应用：**6～12克。

**禁忌：**不宜用于脾虚运化失职引起的水湿、寒湿、痰浊及气虚明显的病证。

补虚药——补阴药

# 天冬 tiān dōng

天冬甘寒，肺痿肺痈，消痰止嗽，喘热有功。

**鉴别选购：** 以肥满、致密、色黄白、半透明者为佳。

整体：呈长纺锤形，略弯曲，质硬或柔润，有黏性。

表面：黄白色至淡黄棕色，半透明，光滑或具深浅不等的纵皱纹，偶有残存的灰棕色外皮。

断面：角质样，中柱黄白色。

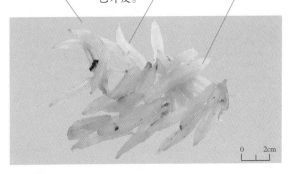

0    2cm

**性味归经：** 甘、苦，寒。归肺、肾经。

**功能主治：** 养阴润燥，清肺生津。用于肺燥干咳，顿咳痰黏，腰膝酸痛，骨蒸潮热，内热消渴，热病津伤，咽干口渴，肠燥便秘。

**应用：** 6 ～ 12 克。

**禁忌：** 虚寒泄泻及外感风寒致嗽者忌服。

388

# 石斛  shí hú

石斛味甘，却惊定志，壮骨补虚，善驱冷痹。

**鉴别选购**：以色金黄、有光泽、质柔韧者为佳。

整体：呈扁圆柱形或圆柱形的段。气微，味淡或微苦，嚼之有黏性。

表面：金黄色、绿黄色或棕黄色，有光泽，有深纵沟或纵棱，有的可见棕褐色的节。

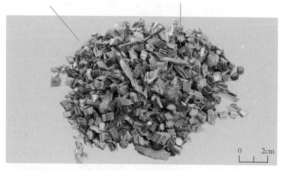

0　　2cm

补虚药——补阴药

**性味归经**：甘，微寒。归胃、肾经。

**功能主治**：益胃生津，滋阴清热。用于热病津伤，口干烦渴，胃阴不足，食少干呕，病后虚热不退，阴虚火旺，骨蒸劳热，目暗不明，筋骨痿软。

**应用**：6～12克；鲜品 15～30克。

**禁忌**：热病早期阴未伤者、湿温病未化燥者、脾胃虚寒者（指胃酸分泌过少者），均禁服。

389

# 玉竹  yù zhú

玉竹微寒，养阴生津，燥热咳嗽，烦渴皆平。

**鉴别选购：** 以肥壮、色黄白、光润、半透明、味甜者为佳。

整体：呈不规则厚片或段。气微，味甘，嚼之发黏。

外表皮：黄白色至淡黄棕色，半透明，有时可见环节。

切面：角质样或显颗粒性。

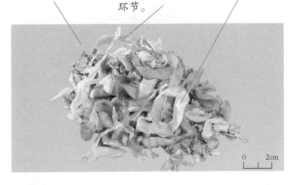

0    2cm

**性味归经：** 甘，微寒。归肺、胃经。

**功能主治：** 养阴润燥，生津止渴。用于肺胃阴伤，燥热咳嗽，咽干口渴，内热消渴。

**应用：** 6～12克。

**禁忌：** 痰湿气滞者禁服；脾虚便溏者慎服。

**贮藏：** 置通风干燥处，防霉，防蛀。

# 黄精 huáng jīng

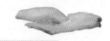

黄精味甘，能安脏腑，五劳七伤，此药大补。

**鉴别选购：** 以块大、色黄、断面透明、质润泽者为佳。

整体：呈不规则的厚片，质稍硬而韧。气微，味甜，嚼之有黏性。

切面：略呈角质样，淡黄色至黄棕色，可见多数淡黄色筋脉小点。

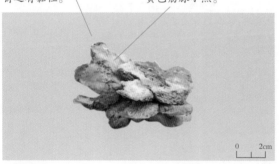

0    2cm

**性味归经：** 甘，平。归脾、肺、肾经。

**功能主治：** 补气养阴，健脾，润肺，益肾。用于脾胃气虚，体倦乏力，胃阴不足，口干食少，肺虚燥咳，劳嗽咯血，精血不足，腰膝酸软，须发早白，内热消渴。

**应用：** 9～15 克。

**禁忌：** 咳嗽痰多、脾虚有湿、中寒泄泻者最好不要服用。

# 百合 bǎi hé

百合味甘，安心定胆，止嗽消浮，痈疽可啖。

**鉴别选购：** 以瓣匀肉厚、色白、质坚、筋少者为佳。

补虚药——补阴药

整体：呈长椭圆形，中部厚，顶端稍尖，基部较宽，边缘薄，微波状，略向内弯曲。质硬而脆。气微，味微苦。

表面：类白色至淡棕黄色，有的微带紫色，有数条纵直平行的白色维管束。

断面：较平坦，角质样。

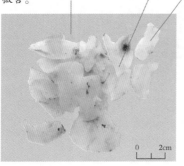

0    2cm

**混伪品：**

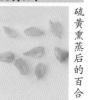

硫黄熏蒸后的百合

颜色白，味酸，有残留的硫黄味。

**性味归经：** 甘，寒。归心、肺经。

**功能主治：** 养阴润肺，清心安神。用于阴虚燥咳，劳嗽咯血，虚烦惊悸，失眠多梦，精神恍惚。

**应用：** 6～12克。

**禁忌：** 风寒痰嗽、中寒便滑者忌服。

# 枸杞子 gǒu qǐ zǐ

枸杞甘温，添精补髓，明目祛风，阴兴阳起。

**鉴别选购：** 以粒大、肉厚、籽小、色红、质柔、味甜者为佳。

整体：呈类纺锤形或椭圆形。气微，味甜。嚼之唾液呈红黄色。

表面：红色或暗红色，果皮柔韧，皱缩。

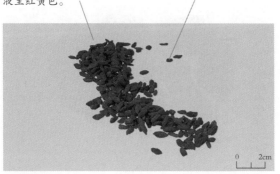

0　　2cm

补虚药——补阴药

**性味归经：** 甘，平。归肝、肾经。

**功能主治：** 滋补肝肾，益精明目。用于虚劳精亏，腰膝酸痛，眩晕耳鸣，内热消渴，血虚萎黄，目昏不明。

**应用：** 6～12克。

**禁忌：** 外邪实热、脾虚有湿及泄泻者忌服。

# 桑椹 sāng shèn

桑椹味甘，解金石燥，清除热渴，染须发皓。

**鉴别选购：** 以果大、颗粒圆润饱满、肉厚者为佳。

整体：为聚花果，由多
数小瘦果集合而成，呈
长圆形。

表面：黄棕色、棕红色
或暗紫色，有短果序梗。

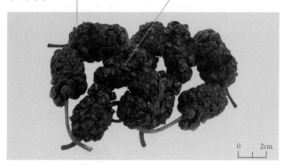

0    2cm

**性味归经：** 甘、酸，寒。归心、肝、肾经。

**功能主治：** 滋阴补血，生津润燥。用于肝肾阴虚，
眩晕耳鸣，心悸失眠，须发早白，津伤口渴，内热
消渴，肠燥便秘。

**应用：** 9 ～ 15 克。

**禁忌：** 脾胃虚寒腹泻者禁服。

**贮藏：** 置通风干燥处，防蛀。

# 墨旱莲  mò hàn lián

旱莲草甘，生须黑发，赤痢可止，血流可截。

**鉴别选购：**以色黑绿、叶多者为佳。

整体：呈不规则
的段，茎圆柱形，
叶多皱缩或破碎，
墨绿色。

表面：绿褐色
或墨绿色，具
纵棱，有白毛。

切面：中空或
有白色髓。

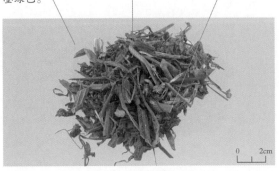

0    2cm

**性味归经：**甘、酸，寒。归肾、肝经。

**功能主治：**滋补肝肾，凉血止血。用于肝肾阴虚，
牙齿松动，须发早白，眩晕耳鸣，腰膝酸软，阴虚
血热之吐血、衄血、尿血、血痢、崩漏下血，外伤
出血。

**应用：**6～12克。

**禁忌：**脾肾虚寒者忌服。

# 女贞子 nǚ zhēn zǐ

女贞子苦，黑发乌须，强筋壮力，祛风补虚。

**鉴别选购：** 以粒大、饱满、色灰黑、质坚实者为佳。

整体：呈卵形、椭圆或肾形。体轻。

表面：黑紫色或灰黑色，皱缩不平。

基部：有果梗痕或具宿萼及短梗。

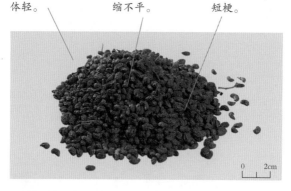

0　　2cm

**性味归经：** 甘、苦，凉。归肝、肾经。

**功能主治：** 滋补肝肾，明目乌发。用于肝肾阴虚，眩晕耳鸣，腰膝酸软，须发早白，目暗不明，内热消渴，骨蒸潮热。

**应用：** 6～12克。

**禁忌：** 脾胃虚寒泄泻及阳虚者忌服。

# 龟甲 guī jiǎ

> 龟甲味甘，滋阴补肾，逐瘀续筋，更医颅囟。

**鉴别选购：** 以块大、无残肉者为佳。

整体：呈不规则的块状。背甲盾片略呈拱状隆起，腹甲盾片呈平板状，大小不一。

表面：黄色或棕褐色，有不规则纹理。

断面：不平整，有的有蜂窝状小孔。

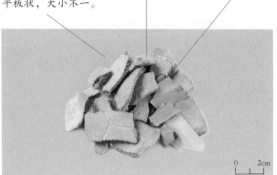

0    2cm

**性味归经：** 咸、甘，微寒。归肝、肾、心经。

**功能主治：** 滋阴潜阳，益肾强骨，养血补心，固经止崩。用于阴虚潮热，骨蒸盗汗，头晕目眩，虚风内动，筋骨痿软，心虚健忘，崩漏经多。

**应用：** 9 ～ 24 克，先煎。

**禁忌：** 脾胃虚寒、内有寒湿者及孕妇禁服。

397

# 龟甲胶 guī jiǎ jiāo

> 龟甲味甘，滋阴补肾，逐瘀续筋，更医颅囟。

**鉴别选购**：以身干、色深褐、有光泽、经夏不软者为佳。

整体：呈长方形、方形的扁块，或不规则的碎块状，深褐色，质硬而脆。

断面：光亮，对光照视时呈透明状。

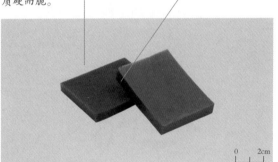

`0    2cm`

补虚药——补阴药

**性味归经**：咸、甘，凉。归肝、肾、心经。

**功能主治**：滋阴，养血，止血。用于阴虚潮热，骨蒸盗汗，腰膝酸软，血虚萎黄，崩漏带下。

**应用**：3～9克，烊化兑服。

**禁忌**：胃有寒湿者禁服。

# 鳖甲 biē jiǎ

鳖甲咸平，劳嗽骨蒸，散瘕消肿，去痞除崩。

**鉴别选购：** 以块大、无残肉、无腥臭味者为佳。

整体：呈椭圆形或
卵圆形，背面隆起。

内表面：类白色，中部有突起
的脊椎骨，颈骨向内卷曲，两
侧各有肋骨 8 条，伸出边缘。

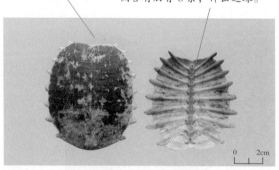

0    2cm

**性味归经：** 咸，微寒。归肝、肾经。

**功能主治：** 滋阴潜阳，退热除蒸，软坚散结。用于
阴虚发热，骨蒸劳热，阴虚阳亢，头晕目眩，虚风
内动，手足瘈疭，经闭，癥瘕，久疟疟母。

**应用：** 9～24克，先煎。

**禁忌：** 脾胃虚寒、食少便溏者及孕妇禁服。

**贮藏：** 置干燥处，防蛀。

# 鳖甲胶 biē jiǎ jiāo

鳖甲酸平，劳嗽骨蒸，散瘀消肿，祛痞除崩。

**鉴别选购：** 以表面深褐色、半透明、质坚脆、易折断、断面不平坦、具光泽、气腥、味微甜者为佳。

整体：呈长方形或方形的扁块或不规则的碎块，深褐色，质坚而脆。

断面：光亮，对光照视时呈半透明状。

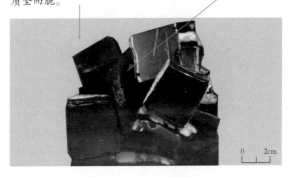

0    2cm

**性味归经：** 咸，微寒。归肝、脾经。

**功能主治：** 滋阴退热，软坚散结。用于阴虚潮热，虚劳咯血，久疟不愈，癥瘕疟母，痔核肿痛，血虚闭经。

**应用：** 3～9克，开水或黄酒烊化兑服。

**禁忌：** 脾胃虚寒、食减便溏者及孕妇忌服。

# 黑芝麻  hēi zhī má

> 胡麻仁甘，疗肿恶疮，熟补虚损，筋壮力强。

**鉴别选购：** 以略有一点点杂色、尖头及内心呈白色、咀嚼后有油香气者为佳。

整体：呈扁卵圆形，长约3毫米，宽约2毫米。种皮薄，子叶2，白色，富油性。气微，味甘，有油香气。

表面：表面黑色，平滑或有网状皱纹。尖端有棕色点状种脐。

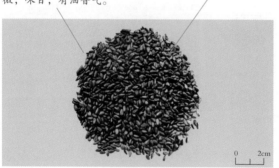

0      2cm

**性味归经：** 甘，平。归肝、肾、大肠经。

**功能主治：** 补肝肾，益精血，润肠燥。用于精血亏虚，头晕眼花，耳鸣耳聋，须发早白，病后脱发，肠燥便秘。

**应用：** 煎服，9～15克；或入丸、散剂。

**禁忌：** 脾虚便溏者慎服。

401

# 第十九章

## 收涩药

　　凡具有收敛固涩作用，可以治疗各种滑脱病证的药物，称为收涩药，又叫固涩药。本类药物味多酸、涩；性多温或平；主入肺、脾、肾、大肠经（可因分类不同而异）。常见收涩药可分为以下三大类别。

◎固表止汗药

◎敛肺涩肠药

◎固精缩尿止带药

# 浮小麦 fú xiǎo mài

小麦甘凉，除烦养心，浮麦止汗，兼治骨蒸。

**鉴别选购**：以身干、粒均匀、轻浮、无杂质者为佳。

整体：呈长圆形，两端略长，长0.2～0.6厘米，直径0.15～0.25厘米。质硬。

表面：浅黄棕色或黄色，稍皱缩。

腹面：中央有一深陷的纵沟，顶端具黄白色柔毛。

混伪品：

燕麦

外壳长而硬，成熟时籽粒包于壳中。

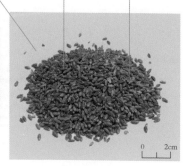

0    2cm

**性味归经**：甘，凉。归心经。

**功能主治**：益气，除热，止汗。用于骨蒸劳热，自汗，盗汗。

**应用**：15 ～ 30 克。

**禁忌**：无汗烦躁或虚脱汗出者忌用。

# 麻黄根 má huáng gēn

麻黄根止汗之王，入肺经收涩固疆。
甘平味止汗宜尝，多内服外用适量。

**鉴别选购**：以质硬、外皮色红棕、断面色黄白者为佳。

整体：为类圆形的厚片。体轻，质硬而脆。

片面：黄白色至淡黄色，呈纤维性，有放射状纹理。

周边：红棕色或灰棕色，有纵纹。

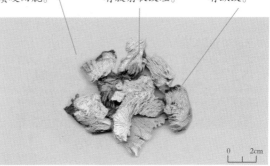

0    2cm

**性味归经**：甘、涩，平。归心、肺经。

**功能主治**：止汗。用于自汗，盗汗。

**应用**：3～9克。外用适量，研粉撒扑。

**禁忌**：有表邪者禁服。

**贮藏**：置干燥处。

# 五味子 wǔ wèi zǐ

五味酸温，生津止渴，久嗽虚劳，金水枯竭。

**鉴别选购：** 以红色或紫红色、粒大、肉厚、有油性及光泽者为佳。

整体：呈不规则的球形，种皮薄而脆，果肉柔软，气微，味酸。种子 1 ~ 2 肾形，表面棕黄色，有光泽。

表面：红色、紫红色或暗红色，皱缩，显油润。

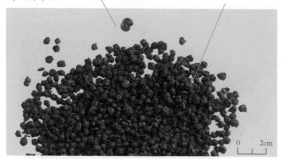

**性味归经：** 酸、甘、温。归肺、心、肾经。

**功能主治：** 收敛固涩，益气生津，补肾宁心。用于久嗽虚喘，梦遗滑精，遗尿尿频，久泻不止，自汗，盗汗，津伤口渴，短气脉虚，内热消渴，心悸失眠。

**应用：** 2 ~ 6 克。

**禁忌：** 外有表邪，内有实热，或咳嗽初起、痧疹初发者忌服。

# 诃子 <ruby>hē zǐ<rt></rt></ruby>

诃子味苦，涩肠止痢，痰嗽喘急，降火敛肺。

**鉴别选购：** 以粒大、质坚实、肉厚、外皮黄棕色、微皱、有光泽者为佳。

整体：呈长圆形或卵圆形，长 2～4 厘米，直径 0.2～0.25 厘米。质坚实，果肉厚，浅黄色，粗糙，坚硬。气微，味酸涩后甜。

表面：黄棕色或暗棕色，略具光泽；有不规则的皱纹及 5～6 条纵棱线。

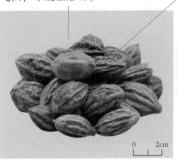

混伪品：

橄榄

外观呈纺锤形，基部无果柄痕；表面为灰绿色或棕黄色。

**性味归经：** 苦、酸、涩，平。归肺、大肠经。

**功能主治：** 涩肠敛肺，降火利咽，止泻，止咳。用于久泻久痢，便血脱肛，肺虚喘咳，久嗽不止，咽痛音哑。

**应用：** 3～10 克。

**禁忌：** 凡外邪未解、内有湿热火邪者忌服。

# 石榴皮  shí liú pí

石榴皮酸，能禁精漏，止痢涩肠，染须尤妙。

**鉴别选购：** 以皮厚、色红棕、整洁者为佳。

整体：为小方块
或不规则的碎
块，质硬而脆。

外表面：红棕色、
棕黄色或暗棕
色，略有光泽，
粗糙，有麻点。

内表面：黄色或
红棕色，有种子
脱落后的小凹窝
及隔瓤残迹。

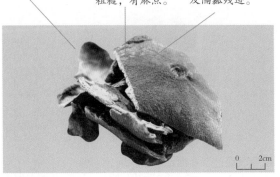

0      2cm

收涩药——敛肺涩肠药

**性味归经：** 酸、涩，温。归大肠经。

**功能主治：** 涩肠止泻，止血，驱虫。用于久泻，久痢，
便血，脱肛，崩漏，白带，虫积腹痛。

**应用：** 3～9克。

**禁忌：** 脾胃虚弱、恶心呕吐、食欲不振者慎服。

**贮藏：** 置阴凉干燥处。

# 五倍子 wǔ bèi zǐ

五倍苦酸，疗齿痔蜃，痔痛疮脓，兼除风热。

**鉴别选购：** 以个大、完整、壁厚、色灰褐者为佳。

肚倍：整体呈长圆形或纺锤形囊状。质硬而脆，易破碎。气特异，味涩。

角倍：整体呈菱形，具不规则的角状分枝，柔毛较明显，壁较薄。

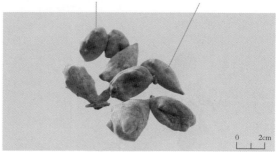

0    2cm

**性味归经：** 酸、涩，寒。归肺、大肠、肾经。

**功能主治：** 敛肺降火，涩肠止泻，敛汗止血，收湿敛疮。用于肺虚久咳，肺热咳嗽，久泻久痢，自汗盗汗，消渴，便血痔血，外伤出血，痈肿疮毒，皮肤湿烂。

**应用：** 3～6克。外用适量。

**禁忌：** 外感风寒或肺有实热之咳嗽及积滞未清之泻痢者忌服。

# 乌梅 wū méi

乌梅酸温，收敛肺气，止渴生津，能安泻痢。

**鉴别选购：** 以个大、饱满、肉厚、核小、棕黑色、不破裂、不露核者为佳。

整体：呈类球形或扁球形，直径 15 ~ 30 毫米，果核坚硬，椭圆形，棕黑色。

表面：乌黑色或棕黑色，皱缩不平，有凹点。

基部：有圆形果梗痕。

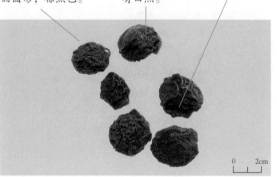

0    2cm

**性味归经：** 酸、涩、平。归肝、脾、肺、大肠经。

**功能主治：** 敛肺，涩肠，生津，安蛔。用于肺虚久咳，久痢滑肠，虚热消渴，蛔厥呕吐腹痛。

**应用：** 6 ~ 12 克。

**禁忌：** 有实邪者忌服。

# 芡实 qiàn shí

芡实味甘，能益精气，腰膝酸痛，皆主湿痹。

**鉴别选购：** 以断面色白、粉性足、无碎末者为佳。

整体：呈类球形，多为破粒，完整者直径 0.5 ~ 0.8 厘米。质较硬。

表面：棕红色内种皮，一端黄白色，约占全体 1/3，有凹点状种脐痕，除去内种皮显白色。

断面：白色，粉性。

收涩药——固精缩尿止带药

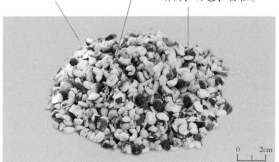

0    2cm

**性味归经：** 甘、涩，平。归脾、肾经。

**功能主治：** 益肾固精，补脾止泻，祛湿止带。用于梦遗滑精，遗尿尿频，脾虚久泻，白浊，带下。

**应用：** 9 ~ 15 克。

**禁忌：** 大小便不利者勿用。

# 金樱子 jīn yīng zǐ

金樱子甘，梦遗精滑，禁止遗尿，寸白虫杀。

**鉴别选购**：以个大、色红黄者为佳。

整体：呈倒卵形，长 2 ～ 3.5 厘米，直径 1 ～ 2 厘米。顶端有盘状花萼残基，中央有黄色柱基，下部渐尖，质硬；内有小瘦果，内壁及瘦果均有淡黄色绒毛。

表面：红黄色或红棕色，有突起的棕色小点，系毛脱落后的残基。

**混伪品：**

刺玫果

表面棕红色，光滑。

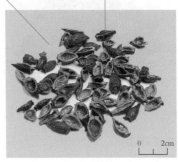

0 2cm

**性味归经**：酸、甘、涩，平。归肾、膀胱、大肠经。

**功能主治**：固精缩尿，涩肠止泻，固崩止带。用于遗精滑精，遗尿尿频，崩漏带下，久泻久痢。

**应用**：6 ～ 12 克。

**禁忌**：有实火实邪者忌服。

# 山茱萸 shān zhū yú

山茱性温，涩精益髓，肾虚耳鸣，腰膝痛止。

**鉴别选购**：以肉厚、柔软、色紫红者为佳。

整体：呈不规则的片状或囊状，长1～1.5厘米，宽0.5～1厘米；质柔软。

表面：紫红色至紫黑色，皱缩，有光泽。

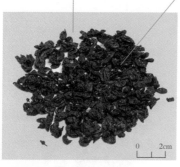

0    2cm

混伪品：

山荆子

成不规则片状，表面紫红色，皱缩有光泽。

**性味归经**：酸、涩，微温。归肝、肾经。

**功能主治**：补益肝肾，涩精固脱。用于眩晕耳鸣，腰膝酸痛，阳痿遗精，遗尿尿频，崩漏带下，大汗虚脱，内热消渴。

**应用**：6～12克。

**禁忌**：凡命门火炽、强阳不痿、素有湿热、小便淋涩者忌服。

# 桑螵蛸 sāng piāo xiāo

桑螵蛸咸，淋浊精泄，除疝腰痛，虚损莫缺。

**鉴别选购：** 以干燥、完整、幼虫未出、色灰黄、体轻而带韧性、无杂质者为佳。

整体：略呈长条形，一端较细，长2.5～5厘米，宽1～1.5厘米。质硬而脆。

表面：灰黄色，上面带状隆起明显，带的两侧各有一条暗棕色的浅沟及斜向纹理。

混伪品：
茧

呈卵圆形，表面黄褐色，有丝线物，内有茧或无。

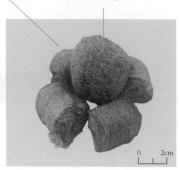

0    2cm

收涩药——固精缩尿止带药

**性味归经：** 甘、咸，平。归肝、肾经。

**功能主治：** 益肾固精，缩尿，固阳。用于遗精滑精，遗尿尿频，小便白浊。

**应用：** 5～10克。

**禁忌：** 阴虚火旺者或膀胱湿热而小便频数者忌服。

# 刺猬皮 cì wèi pí

刺猬皮苦，主医五痔，阴肿疝痛，能开胃气。

**鉴别选购：** 以张大、肉脂刮净、刺毛整洁者为佳。

收涩药——固精缩尿止带药

整体：呈类方形的块状。质韧，有特殊腥臭气。

外表：密生棘刺，灰白色、黄色或灰褐色。

内皮：灰白色或棕褐色。

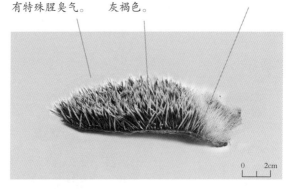

0　2cm

**性味归经：** 苦、涩，平。归肾、胃、大肠经。

**功能主治：** 止血，行瘀，止痛，固精，缩尿。用于胃痛吐食，痔漏下血，遗精，遗尿。

**应用：** 6～9克。

**禁忌：** 孕妇禁服。

414

# 莲子 lián zǐ

莲子味甘，健脾理胃，止泻涩精，清心养气。

**鉴别选购：** 以个大饱满、无抽皱、无破碎者为佳。

整体：呈半椭圆形或半球形，中心有凹槽，或呈不规则碎块。质硬。

种皮：浅黄棕色或红棕色，薄而不易剥离，有细纵纹和较宽的脉纹。

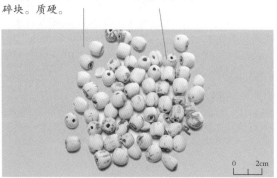

0    2cm

**性味归经：** 甘、涩，平。归脾、肾、心经。

**功能主治：** 补脾止泻，益肾涩精，养心安神，止带。用于脾虚久泻，遗精，带下，心悸失眠。

**应用：** 6～15 克。

**禁忌：** 中满痞胀及大便燥结者忌服。

# 覆盆子 [fù pén zǐ]

覆盆子甘，肾损精竭，黑须明眸，补虚续绝。

**鉴别选购：** 以表面黄绿或淡棕色、背面密被灰白色茸毛、气微、口尝味甘微酸者为佳。

收涩药——固精缩尿止带药

整体：由多数小核果聚合而成，呈圆锥形或扁圆锥形。体轻，质硬。气微，味微酸涩。

表面：黄绿色或淡棕色，顶端钝圆，基部中心凹入。小果呈半月形，易剥落，背面密被灰白色茸毛，两侧有明显网纹，腹部有突起棱线。

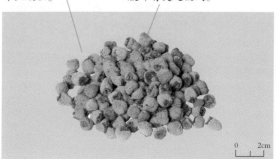

0 2cm

**性味归经：** 甘、酸，温。归肝、肾、膀胱经。

**功能主治：** 益肾固精缩尿，养肝明目。用于遗精滑精，遗尿尿频，阳痿早泄，目暗昏花。

**应用：** 煎服，6～12克。也可浸酒、熬膏或入丸、散。

**禁忌：** 肾虚有火、小便短涩者慎服。

# 第二十章 涌吐药

凡以促使呕吐，治疗毒物、宿食、痰涎等停滞在胃脘或胸膈以上所致病证为主要作用的药物，称为涌吐药，又称催吐药。由于吐法在现代临床上已较少采用，故本类药物作为涌吐药应用的机会不多。相对而言，各具体药物的其他功效在临床上应用的机会更多。

# 常山 cháng shān

常山苦寒，截疟除痰，解伤寒热，水胀能宽。

**鉴别选购：** 以质坚硬、断面色黄白者为佳。

整体：为不规则的薄片。

片面：黄白色，有放射状纹理，周边淡黄色。

外皮：多脱落，质硬脆。

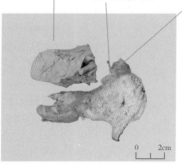

0    2cm

**混伪品：**

功劳木

切面淡黄色，可见紧密的放射状纹理，髓部色较深。

涌吐药

**性味归经：** 苦、辛，寒；有毒。归肺、肝、心经。

**功能主治：** 涌吐痰涎，截疟。用于痰饮停聚，胸膈痞塞，疟疾。

**应用：** 5～9克。

**禁忌：** 有催吐的副作用，用量不宜过大；孕妇慎用。

**贮藏：** 置通风干燥处。

# 胆矾 *dǎn fán*

*胆矾性寒，涌吐痰涎，癫痫喉痹，目赤牙疳。*

**鉴别选购：** 以块大、色深蓝、透明、质脆、无杂质者为佳。

整体：为不规则斜方扁块状、棱柱状。质脆，易砸碎；半透明至透明，具玻璃样光泽。体较轻，硬度近于指甲。

表面：不平坦，有的具纵向纤维状纹理。蓝色或淡蓝色，条痕白色或淡蓝色。

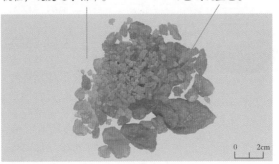

0    2cm

**性味归经：** 酸、辛，寒；有毒。归肝、胆经。

**功能主治：** 涌吐风痰，收敛。用于风痰壅塞，喉痹，癫痫；外治口疮，牙疳，风眼赤烂，疮疡肿毒。

**应用：** 0.3～0.6 克，多入丸散用。外用适量，研末撒或调敷患处，或水溶化洗眼。

**禁忌：** 本品有毒，体弱者忌用。

# 第二十一章 攻毒杀虫止痒药

　　凡以攻毒疗疮、杀虫止痒为主要作用的药物，称为攻毒杀虫止痒药。本类药物大都具有抗菌消炎作用，可杀灭细菌、真菌、疥虫、螨虫、滴虫等，且在局部外用后能行成薄膜以保护创面，减轻炎症反应与刺激；部分药物有收敛作用，能凝固表面蛋白质，收缩局部血管，减少充血与渗出，促进伤口愈合。本章精选部分常用攻毒杀虫止痒药。

# 樟脑 zhāng nǎo

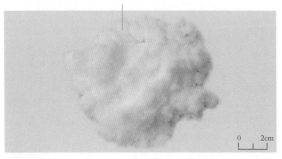

樟脑辛热，开窍杀虫，理气辟浊，除痒止痛。

**鉴别选购：** 以洁白、透明、纯净、有光泽、气芳香、浓烈刺鼻、味辛辣而后有清凉感者为佳。

整体：无色或白色晶体，颗粒状或易破碎的块状，有刺激性芳香味。室温下慢慢地挥发。

0    2cm

**性味归经：** 辛，热；有毒。归心、脾经。

**功能主治：** 内服开窍辟秽；外用除湿杀虫，温散止痛。内服用于痧胀腹痛，吐泻，神昏；外治用于疥癣湿疮，瘙痒溃烂。

**应用：** 内服：入丸、散，0.06～0.15克；不入煎剂。外用：适量，溶酒中擦；研末撒，或调搽。

**禁忌：** 内服不宜过量；气虚者及孕妇忌服；皮肤过敏者慎用；忌见火。

# 硫黄 liú huáng

硫黄性热，扫除疥疮，壮阳逐冷，寒邪散当。

**鉴别选购：**以色黄、光亮、质松脆、无杂质者为佳。

整体：为不规则的小碎块，浅黄色、或带浅绿色或浅棕黄色。具光泽，体轻，质脆，易碎。有特异臭气。

表面：不平坦，常有麻纹及细沙孔。

碎断面：常呈粗针状结晶形。

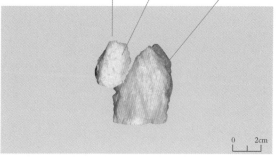

0    2cm

**性味归经：**酸，温；有毒。归肾、大肠经。

**功能主治：**外用解毒杀虫疗疮；内服补火助阳通便。外治用于疥癣，秃疮，阴疽恶疮；内服用于阳痿足冷，虚喘冷哮，虚寒便秘。

**应用：**外用适量，研末油调涂敷患处。内服 1.5～3 克，炮制后入丸散服。

**禁忌：**不宜与芒硝同用；孕妇慎用。

攻毒杀虫止痒药

422

# 白矾 bái fán

白矾味酸，化痰解毒，治症多能，难以尽述。

**鉴别选购：**以色白、透明、质硬而脆、无杂质者为佳。

整体：呈不规则的块状或粒状。无色或淡黄白色，透明或半透明。质硬而脆。气微，味酸、微甘而极涩。

表面：略光滑或凸凹不平，具细密纵棱，有玻璃样光泽。

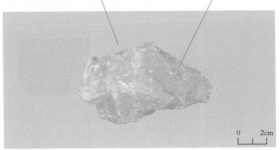

0    2cm

**性味归经：**酸、涩，寒。归肺、脾、肝、大肠经。

**功能主治：**外用解毒杀虫，燥湿止痒；内服止血止泻，祛风除痰。外治用于湿疹，疥癣，聤耳流脓，脱肛，痔疮；内服用于久泻不止，便血，崩漏，癫痫发狂。

**应用：**外用适量，研末敷或化水洗患处。内服0.6～1.5克，入丸散剂。

**禁忌：**体虚胃弱者及无湿热痰火者忌服。

# 蛇床子 shé chuáng zǐ

蛇床辛苦，下气温中，恶疮疥癫，逐瘀祛风。

**鉴别选购**：以身干、粒实、色灰黄、香气浓厚、无杂质者为佳。

整体：为双悬果，呈椭圆形，长0.2～0.4厘米，直径约0.2厘米。果皮松脆，揉搓易脱落，种子细小，灰棕色，显油性。

表面：灰黄色或黑褐色，顶端有2枚向外弯曲的柱基。

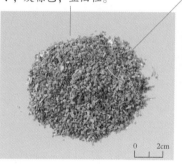

**混伪品：**

芹菜籽

体形较小，比蛇床子略重，整体略显弯月形，表面有较多较细的沟纹。

0   2cm

**性味归经**：辛、苦，温；有小毒。归肾经。

**功能主治**：温肾壮阳，燥湿，祛风，杀虫，止痒。用于阳痿，宫冷，寒湿带下，湿痹腰痛，湿疹瘙痒。

**应用**：3～10克。外用适量，多煎汤熏洗，或研末调敷患处。

**禁忌**：阴虚火旺及下焦湿热者慎服。

# 土荆皮 tǔ jīng pí

土荆皮温，气微味苦，杀虫疗癣，瘙痒可止。

**鉴别选购：** 以形大、灰黄色、有纤维而无栓皮者为佳。

整体：呈不规则的丝片状。树皮暗棕色，外皮厚，呈龟裂状，较粗糙。

外表面：灰黄色，粗糙，有皱纹及灰白色横向皮孔，粗皮常呈鳞片状剥落，显出红棕色皮部。

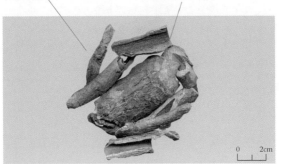

0 2cm

**性味归经：** 辛，温；有毒。归肺、脾经。

**功能主治：** 杀虫，止痒，疗癣。用于疥癣瘙痒。

**应用：** 外用适量，醋或酒浸涂擦，或研细末涂患处。

**禁忌：** 孕妇及有肾、心、肝功能不良或消化道溃疡者禁服。

# 蟾 酥 chán sū

蟾蜍气凉，杀疳蚀癖，瘟疫能治，疮毒可祛。

**鉴别选购：** 以色红棕、断面角质状、半透明、有光泽者为佳。

整体：蟾酥粉呈粉末状，气微腥，嗅之易作嚏；显棕褐色，味初甜而后有持久的麻辣感。制蟾酥白酒制者同蟾酥粉；鲜牛乳制者显灰棕色，气味及刺激性均减弱。

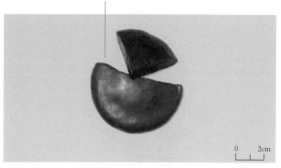

0    2cm

**性味归经：** 辛，温；有毒。归心经。

**功能主治：** 解毒，止痛，开窍醒神。用于痈疽疔疮，咽喉肿痛，中暑神昏，痧胀腹痛吐泻。

**应用：** 内服，0.015 ～ 0.03 克，多入丸散用。外用适量。

**禁忌：** 孕妇慎用。

# 第二十二章 拔毒化腐生肌药

凡以拔毒化腐、生肌敛疮为主要作用的药物,称为拔毒化腐生肌药。本类药物多为矿石重金属药物,多具剧毒,外用为主。主要适用于痈疽疮疡溃后脓出不畅、溃后腐肉不去、伤口难以生肌愈合之证。

使用本类药物须严格控制剂量,遵循正确的使用方法。外用不宜过量和持续使用,不宜在头面部使用。制剂时,应严格遵守炮制规范,以减轻毒性,确保临床用药安全。

# 轻粉 qīng fěn

轻粉性燥，外科要药，杨梅诸疮，杀虫可托。

**鉴别选购：**以身轻片大、明亮、色白如雪花、有针状结晶者为佳。

整体：白色有光泽的鳞片状或雪花状结晶，或结晶性粉末；遇光颜色缓缓变暗。

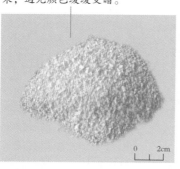

0　　2cm

混伪品：

伪轻粉

呈白色粉末状，结晶性，半透明或透明，味咸。

**性味归经：**辛，寒；有毒。归大肠、小肠经。

**功能主治：**外用杀虫，攻毒，敛疮；内服祛痰消积，逐水通便。外治用于疥疮，顽癣，臁疮，梅毒，疮疡，湿疹；内服用于痰涎积滞，水肿臌胀，二便不利。

**应用：**外用适量，研末掺敷患处。内服每次0.1～0.2克，一日1～2次，多入丸剂或装胶囊服，服后漱口。

**禁忌：**本品有毒，不可过量；内服慎用；孕妇禁服。

# 炉甘石 lú gān shí

炉甘石平，去翳明目，生肌敛疮，燥湿解毒。

**鉴别选购：** 以体轻、质松、色灰白或淡红者为佳。

整体：呈不规则
的碎块状，灰白
色或淡红色，体
轻，易碎。

表面：粉性，无
光泽，凸凹不平，
多孔，似蜂窝状。

碎断面：灰白
色或淡棕色，
呈颗粒状。

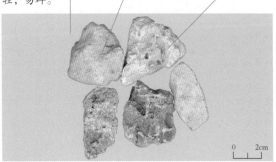

0    2cm

**性味归经：** 甘，平。归肝、脾经。

**功能主治：** 解毒明目退翳，收湿止痒敛疮。用于目
赤肿痛，眼缘赤烂，翳膜胬肉，溃疡不敛，脓水淋漓，
皮肤瘙痒。

**应用：** 外用适量。

**禁忌：** 禁止内服，只供外用。

# 药名拼音索引

**A**

艾叶 · 244
安息香 · 342

**B**

八月札 · 211
巴豆霜 · 113
巴戟天 · 361
白扁豆 · 353
白矾 · 423
白附子 · 278
白果 · 304
白花蛇舌草 · 87
白及 · 242
白蔹 · 89
白茅根 · 234
白前 · 279
白芍 · 383
白头翁 · 84
白薇 · 103
白鲜皮 · 51
白芷 · 18
白术 · 351
百部 · 303
百合 · 392
柏子仁 · 317
败酱草 · 86
板蓝根 · 71
半边莲 · 158
半夏 · 274
半枝莲 · 96
北刘寄奴 · 266
北沙参 · 385
荜茇 · 184
荜澄茄 · 186

蓖蓄 · 170
鳖甲 · 399
鳖甲胶 · 400
槟榔 · 224
冰片 · 341
薄荷 · 23
补骨脂 · 364

**C**

蚕沙 · 124
苍耳子 · 20
苍术 · 148
草豆蔻 · 154
草果 · 155
侧柏叶 · 228
柴胡 · 31
蝉蜕 · 25
蟾酥 · 426
常山 · 418
车前子 · 164
沉香 · 201
陈皮 · 192
赤芍 · 61
赤小豆 · 157
重楼 · 74
楮实子 · 378
川贝母 · 289
川楝子 · 202
川乌 · 128
川芎 · 248
穿山甲 · 270
穿心莲 · 73
垂盆草 · 177
磁石 · 311
刺猬皮 · 414

刺五加 · 357

**D**

大腹皮 · 191
大黄 · 108
大蓟 · 230
大青叶 · 70
大血藤 · 85
大枣 · 355
代赭石 · 325
丹参 · 256
胆矾 · 419
胆南星 · 283
淡豆豉 · 26
淡竹叶 · 44
当归 · 379
党参 · 348
刀豆 · 207
灯心草 · 172
地耳草 · 176
地肤子 · 169
地骨皮 · 104
地锦草 · 99
地龙 · 337
地榆 · 232
冬虫夏草 · 365
冬瓜皮 · 162
冬瓜子 · 294
豆蔻 · 153
独活 · 122
杜仲 · 363

**E**

阿胶 · 382
莪术 · 272
儿茶 · 264

**F**

番泻叶 · 110
防风 · 16
防己 · 134
蜂蜜 · 345
佛手 · 196
茯苓 · 158
浮萍 · 33
浮小麦 · 403
附子 · 180
覆盆子 · 416

**G**

干姜 · 181
甘草 · 354
甘松 · 209
甘遂 · 114
高良姜 · 187
藁本 · 19
葛根 · 30
蛤蚧 · 366
蛤壳 · 293
钩藤 · 336
狗脊 · 144
枸杞子 · 393
谷精草 · 35
谷芽 · 218
骨碎补 · 268
瓜蒌 · 288
广藿香 · 150
龟甲 · 397
龟甲胶 · 398
桂枝 · 11

**H**

海风藤 · 126

海金沙·167
海马·371
海桐皮·140
海藻·285
寒水石·45
诃子·406
合欢花·319
合欢皮·318
何首乌·381
核桃仁·374
荷叶·47
鹤虱·222
黑芝麻·401
红花·261
红景天·356
厚朴·149
厚朴花·147
胡黄连·101
胡椒·189
葫芦巴·375
虎杖·175
琥珀·309
花椒·185
花蕊石·237
滑石·165
槐花·233
黄柏·54
黄精·391
黄连·53
黄芪·350
黄芩·52
黄药子·281
火麻仁·112

**J**
鸡内金·220
鸡血藤·259

蒺藜·323
姜黄·253
僵蚕·335
降香·312
绞股蓝·358
芥子·276
金钱白花蛇·129
金钱草·174
金荞麦·91
金银花·65
金樱子·411
京大戟·115
荆芥·15
九香虫·210
桔梗·296
菊花·28
橘红·204
决明子·46

**K**
苦参·50
苦地丁·69
苦楝皮·226
苦杏仁·297
款冬花·299
昆布·292

**L**
莱菔子·219
雷丸·223
荔枝核·203
连翘·67
莲子·415
莲子心·48
灵芝·316
凌霄花·263
羚羊角·333
硫黄·422

六神曲·215
龙齿·313
龙胆·55
龙骨·312
龙葵·97
龙眼肉·384
漏芦·75
芦根·40
芦荟·107
炉甘石·429
鹿角胶·360
鹿茸·359
罗布麻叶·328
罗汉果·295
络石藤·138

**M**
麻黄·10
麻黄根·404
马勃·82
马齿苋·83
马兜铃·305
麦冬·387
麦芽·217
蔓荆子·29
芒硝·109
玫瑰花·212
梅花·213
礞石·280
密蒙花·37
绵萆薢·168
绵马贯众·63
墨旱莲·395
没药·250
牡丹皮·60
牡蛎·324
木瓜·121

木蝴蝶·98
木香·198
木贼·34

**N**
南沙参·386
牛蒡子·24
牛黄·331
牛膝·255
女贞子·396

**O**
藕节·239

**P**
胖大海·284
炮姜·243
佩兰·151
枇杷叶·306
蒲公英·68
蒲黄·238

**Q**
蕲蛇·130
千里光·100
千年健·143
牵牛子·117
前胡·286
芡实·410
茜草·235
羌活·17
秦艽·135
秦皮·56
青黛·72
青风藤·133
青果·92
青蒿·102
青皮·193
轻粉·428
苘麻子·173

瞿麦·171
全蝎·332
拳参·76

**R**
人参·346
忍冬藤·66
肉苁蓉·362
肉桂·182
乳香·249

**S**
三棱·269
三七·236
桑白皮·298
桑寄生·141
桑螵蛸·413
桑椹·394
桑叶·27
桑枝·139
沙苑子·368
砂仁·152
山慈菇·90
山豆根·81
山药·352
山楂·216
山茱萸·412
商陆·118
蛇床子·424
射干·80
麝香·340
伸筋草·127
升麻·32
生地黄·58
生姜·13
石菖蒲·343
石膏·38
石斛·389

石决明·322
石榴皮·407
石韦·166
使君子·225
柿蒂·208
首乌藤·320
熟地黄·380
水牛角·57
水蛭·271
丝瓜络·137
苏合香·339
苏木·267
酸枣仁·314
锁阳·369

**T**
太子参·349
檀香·206
桃仁·260
藤梨根·95
天冬·388
天花粉·43
天葵子·93
天麻·330
天南星·277
天竺黄·290
葶苈子·300
通草·163
土茯苓·78
土荆皮·425
菟丝子·367

**W**
瓦楞子·291
王不留行·254
威灵仙·123
乌梅·409
乌梢蛇·131

乌药·200
吴茱萸·183
蜈蚣·334
五倍子·348
五加皮·142
五灵脂·247
五味子·405

**X**
西洋参·347
稀莶草·136
细辛·22
夏枯草·42
仙鹤草·240
仙茅·376
香附·199
香薷·14
香橼·197
小茴香·188
小蓟·231
薤白·205
辛夷·21
熊胆·88
徐长卿·125
续断·372
玄参·59
旋覆花·275
雪莲花·145
血余炭·241

**Y**
鸦胆子·94
鸭跖草·49
延胡索·251
芫花·116
洋金花·307
野菊花·64
益母草·258

益智仁·373
薏苡仁·161
茵陈·178
淫羊藿·370
银柴胡·105
油松节·132
鱼腥草·79
玉竹·390
郁金·252
郁李仁·111
远志·315
月季花·262

**Z**
泽兰·257
泽泻·160
樟木·120
樟脑·421
浙贝母·282
珍珠·329
珍珠母·326
知母·39
栀子·41
枳壳·195
枳实·194
朱砂·310
猪苓·159
竹茹·287
苎麻根·229
紫贝齿·327
紫草·62
紫石英·377
紫苏叶·12
紫苏子·301
紫菀·302
自然铜·265

432